Practical Guide Series in Cancer Nursing

がん看護実践ガイド

日本がん看護学会企画編集委員会
小松浩子・阿部まゆみ・梅田 恵・神田清子・森 文子

がん治療と食事

治療中の食べるよろこびを支える援助

監修 一般社団法人 日本がん看護学会
編集 狩野太郎 群馬県立県民健康科学大学看護学部准教授
神田清子 群馬大学大学院保健学研究科教授

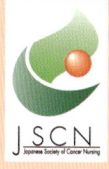

医学書院

《がん看護実践ガイド》
がん治療と食事――治療中の食べるよろこびを支える援助

発　　行	2015年6月15日　第1版第1刷Ⓒ
監　　修	一般社団法人 日本がん看護学会
編　　集	狩野太郎・神田清子
発行者	株式会社　医学書院
	代表取締役　金原　優
	〒113-8719　東京都文京区本郷1-28-23
	電話　03-3817-5600（社内案内）
組　　版	明昌堂
印刷・製本	三美印刷

本書の複製権・翻訳権・上映権・譲渡権・公衆送信権（送信可能化権を含む）は（株）医学書院が保有します．

ISBN978-4-260-02208-8

本書を無断で複製する行為（複写，スキャン，デジタルデータ化など）は，「私的使用のための複製」など著作権法上の限られた例外を除き禁じられています．大学，病院，診療所，企業などにおいて，業務上使用する目的（診療，研究活動を含む）で上記の行為を行うことは，その使用範囲が内部的であっても，私的使用には該当せず，違法です．また私的使用に該当する場合であっても，代行業者等の第三者に依頼して上記の行為を行うことは違法となります．

JCOPY〈出版者著作権管理機構　委託出版物〉
本書の無断複製は著作権法上での例外を除き禁じられています．複製される場合は，そのつど事前に，出版者著作権管理機構（電話 03-3513-6969，FAX 03-3513-6979，info@jcopy.or.jp）の許諾を得てください．

● 執筆者一覧（執筆順）

神田清子	群馬大学大学院保健学研究科教授
狩野太郎	群馬県立県民健康科学大学看護学部准教授
角田明美	群馬大学医学部附属病院看護師長，がん看護専門看護師
上野裕美	公立藤岡総合病院看護部，がん看護専門看護師
細川　舞	東京慈恵会医科大学医学部看護学科講師，がん看護専門看護師
大釜徳政	創価大学看護学部教授
瀬沼麻衣子	群馬大学医学部附属病院看護部
藤本桂子	群馬大学大学院保健学研究科助教
渡辺　恵	群馬大学医学部附属病院看護部，がん看護専門看護師
関根奈光子	群馬県済生会前橋病院看護部，がん看護専門看護師
木村　香	群馬県立がんセンター看護部，がん看護専門看護師
大友　崇	群馬大学医学部附属病院栄養管理部副部長，管理栄養士，NST専門療法士
小菅奈津子	群馬大学医学部附属病院リハビリテーション部，言語聴覚士
中村卓郎	群馬大学大学院医学系研究科救急医学講師，医師
山田　一	ふれあい鎌倉ホスピタル外科，医師
小島淳一	ふれあい鎌倉ホスピタル外科，医師

● 日本がん看護学会企画編集委員会

小松浩子	慶應義塾大学看護医療学部教授
阿部まゆみ	名古屋大学大学院医学系研究科特任准教授
梅田　恵	昭和大学大学院保健医療学研究科教授
神田清子	群馬大学大学院保健学研究科教授
森　文子	国立がん研究センター中央病院看護部副看護部長

がん看護実践ガイドシリーズ
続刊にあたって

《がん看護実践ガイド》シリーズは，日本がん看護学会が学会事業の1つとして位置づけ，理事を中心メンバーとする企画編集委員会のもとに発刊するものです．
　このシリーズを発刊する目的は，本学会の使命でもある「がん看護に関する研究，教育及び実践の発展と向上に努め，もって人々の健康と福祉に貢献すること」をめざし，看護専門職のがん看護実践の向上に資するテキストブックを提供することにあります．

　がん医療は高度化・複雑化が加速しています．新たな治療法開発は治癒・延命の可能性を拡げると同時に，多彩な副作用対策の必要性をも増しています．そのため，がん患者は，多様で複雑な選択肢を自身で決め，治療を継続しつつ，多彩な副作用対策や再発・二次がん予防に必要な自己管理に長期間取り組まなければなりません．
　がん看護の目的は，患者ががんの診断を受けてからがんとともに生き続けていく全過程を，その人にとって意味のある生き方や日常の充実した生活につながるように支えていくことにあります．近年，がん治療が外来通院や短期入院治療に移行していくなかで，安全・安心が保証された治療環境を整え，患者の自己管理への主体的な取り組みを促進するケアが求められています．また，がん患者が遺伝子診断・検査に基づく個別化したがん治療に対する最新の知見を理解し，自身の価値観や意向を反映した，納得のいく意思決定ができるように支援していくことも重要な役割となっています．さらには，苦痛や苦悩を和らげる緩和ケアを，がんと診断されたときから，いつでも，どこでも受けられるように，多様なリソースの動員や専門職者間の連携・協働により促進していかなければなりません．
　がん看護に対するこのような責務を果たすために，本シリーズでは，治療別や治療過程に沿ったこれまでのがん看護の枠を超えて，臨床実践で優先して取り組むべき課題を取り上げ，その課題に対する看護実践を系統的かつ効果的な実践アプローチとしてまとめることをめざしました．
　このたび，本シリーズの続刊として，『がん治療と食事―治療中の食べるよろこびを支える援助』をまとめました．がん治療は患者にとって，さまざまな面から食べるよろこびを損なう原因をもたらします．治療に伴う多様な副作用，合併症や二次障害により，食欲や味覚，咀嚼や嚥下が損なわれたり，口内炎や腹痛，便秘や下痢などの苦痛により食べる意欲を削がれることもあります．また，長期間に及ぶがん治療には，多大なエネルギーを必要とするため，食べることは治療効果を高める要素の1つにもなります．本書では，がん治療に伴う副作用や合併症・二次障害から生じる〈食べる〉ことへの影響を系統的にアセスメントし，〈食べる〉よろこびを支えるうえで必要な看護援助のエビデンスを解説しています．〈食べる〉ことによる心身のエネルギーがわきあがるよう支

援するエッセンスが詰め込まれています．

　《がん看護実践ガイド》シリーズは，読者とともに作り上げていくべきものです．シリーズとして取り上げるべき実践課題，本書を実践に活用した成果や課題など，忌憚のない意見をお聞かせいただけるよう願っています．

　最後に，日本がん看護学会監修による《がん看護実践ガイド》シリーズを医学書院のご協力のもとに発刊できますことを心より感謝申し上げます．本学会では，医学書院のご協力を得て，これまでに『がん看護コアカリキュラム』(2007年)，『がん化学療法・バイオセラピー看護実践ガイドライン』(2009年)，『がん看護PEPリソース―患者アウトカムを高めるケアのエビデンス』(2013年)の3冊を学会翻訳の書籍として発刊して参りました．がん看護に対する重要性をご理解賜り，がん医療の発展にともに寄与いただいておりますことに重ねて感謝申し上げます．

2015年5月

一般社団法人日本がん看護学会理事長・企画編集委員会委員長

小松浩子

序

　あるがん体験者が，治療中の食事を振り返り，次のように語ってくれました．「私は以前，フランス料理が大好きで，友達と連れだってよく食べに行きました．でも，がん化学療法の治療中は，フランス料理よりもちらし寿司やカップ麺がとてもおいしく感じられ，私のご馳走でした．そうしたものを食べながら，なんとか治療をやり遂げることができました」．味覚の変化に対応し，試行錯誤しながらたどりついた，その方の食行動のセルフケアでした．

　主ながんの治療である放射線療法や化学療法は，悪心・嘔吐，味覚変化，口内炎などさまざまな症状を呈し，食行動や経口摂取に大きな影響を与えます．近年では，抗腫瘍効果を高めるための集学的治療が標準治療となっています．そのため，がん患者の食に関する問題も多様化し，根拠ある支援や個別性に寄り添う支援が求められています．

　本書は，治療の影響で「食べたくとも食べられない」状況において看護の力，チームの力で「治療を乗り越える気力」，「元気の源」を提供する食への支援を，具体的なコツを示しながら解説しています．そして「治療期でもおいしく笑顔になれる食支援」を目指し，事例やコラムも含めてまとめています．

　第1章「がん治療が食事に与える影響とおいしく食べることの重要性」と第2章「がん治療に伴う食事摂取上の問題と苦痛軽減に向けたケア」では，治療が食事に与える影響，食事が治療にもたらす影響の両方の側面を押さえたうえで，アセスメントやケアのポイント，具体的な食事の工夫を，研究データを盛り込みながら紹介しています．また第3章「特徴的な状況（症状と経過）にあわせた食事の工夫と看護援助」と第4章「がん患者の食事へのチームアプローチ」では，第1・2章で紹介した基本を押さえながら事例を取り上げ，個別性を重視したアプローチの展開を解説しています．第5章「がん患者の食事における家族の役割と支援の求め方」では，がん患者・がん体験者の日常的な食事において重要となる家族の支援について取り上げています．

　本書は，病棟や外来の看護師はもとより，患者や家族の皆様のご意見を反映し，治療中であってもがん患者の食生活の質を高めるために版を重ねていけたらと考えています．どうぞ多くの皆様にご活用いただき，忌憚のないご意見を賜りますようお願い申し上げます．

2015年5月

編者を代表して　神田清子

■ 目次

第 1 章 がん治療が食事に与える影響とおいしく食べることの重要性 —— 1

1 がん治療と食事 [神田 清子] —— 2
1 がん患者の生活の質と食事がもつ意味 —— 2
2 がんの病態や治療が患者の食事に及ぼす影響 —— 4
3 口から食べることは「元気の源」そして「体力維持」に不可欠 —— 5

2 がん治療が食事に与える影響と看護師の役割 [狩野 太郎] —— 7
1 治療中のがん患者の食事における問題と看護師の役割 —— 7
2 がん治療が食事に与える影響 —— 8
3 安全な食事摂取に向けた注意点 —— 10

3 食事が治療に与える影響と看護アプローチの基本 [角田 明美・神田 清子] —— 12
1 がん患者の食事を支えるためのアセスメント —— 12
2 がん患者の食事を支える看護アプローチの基本 —— 14
3 本書が取り上げる内容 —— 19

第 2 章 がん治療に伴う食事摂取上の問題と苦痛軽減に向けたケア —— 23

1 がん治療に伴う食欲低下 [狩野 太郎] —— 24
1 食欲低下のメカニズム・特徴と症状のアセスメント —— 24
2 食欲低下に対する援助 —— 26

2 がん治療に伴う悪心・嘔吐 [上野 裕美] —— 30
1 悪心・嘔吐のメカニズム・特徴とアセスメント —— 30
2 悪心・嘔吐時の食事の工夫 —— 35

　　　　事例　悪心・嘔吐があっても無理に食事をしている患者への声かけ —— 38

3　がん治療に伴う口腔粘膜障害　[細川 舞] —— 40

　1　化学療法に伴う口腔粘膜障害の発生メカニズム —— 40
　2　放射線療法に伴う口腔粘膜障害の発生メカニズム —— 41
　3　口腔粘膜障害のアセスメント —— 42
　4　口腔粘膜障害の予防・対応 —— 43
　5　口腔粘膜障害時の食事の工夫 —— 44
　　　　事例　抗がん剤投与で口腔粘膜炎が出現した肺がん患者 —— 45

4　化学療法に伴う味覚変化　[狩野 太郎] —— 48

　1　化学療法に伴う味覚変化のメカニズム —— 48
　2　アセスメントと症状にあわせた対処法 —— 51

5　放射線療法に伴う味覚変化　[大釜 徳政] —— 58

　1　放射線療法に伴う味覚変化のメカニズム —— 58
　2　食事の工夫 —— 63
　　　　事例　放射線治療で味覚変化の進行した患者—味覚よ，嗜好で蘇れ！ —— 69

第3章　特徴的な状況（症状と経過）にあわせた食事の工夫と看護援助 —— 73

1　放射線化学療法を受ける食道がん患者への援助　[瀬沼 麻衣子・藤本 桂子] —— 74

　1　食道がんにおける放射線化学療法 —— 74
　2　食道がん患者の食べることを支える —— 75
　　　　事例　根治的放射線化学療法を受ける食道がん患者 —— 77

2　主婦役割をもち通院化学療法を受ける乳がん患者への援助　[渡辺 恵] —— 82

　1　乳がんにおける化学療法 —— 82
　2　症状と経過にあわせた食事の工夫と看護援助 —— 84
　3　化学療法時の主婦役割の工夫と看護援助 —— 89

事例　主婦の役割をもち外来術前化学療法を受ける患者 —— 90

3 化学療法を受け複合的な症状を呈す白血病患者への援助 [関根 奈光子] —— 94

1 白血病の化学療法と食生活上の問題 —— 94
2 食生活の支援 —— 95

4 口腔粘膜障害を伴う頭頸部がん患者への援助 [木村 香] —— 101

1 頭頸部領域のがん治療と苦痛 —— 101
2 症状マネジメント —— 102
　事例　食べさせることにこだわった中咽頭がん患者の妻との関わり —— 104
　事例　放射線化学療法後の粘膜炎は改善したものの退院を拒む患者 —— 105

第4章　がん患者の食事へのチームアプローチ —— 107

1 食べることに問題を抱えるがん患者に対する看護師の調整役割 [神田 清子] —— 108

1 情報把握と問題の焦点化 —— 108
2 多職種連携における看護師の調整役割 —— 109
3 チームの関わり，支援状況の評価 —— 111

2 食べることに問題を抱えるがん患者に対する栄養士の支援 [大友 崇] —— 112

1 管理栄養士による支援の実際 —— 112
2 多職種，他部門との連携の重要性 —— 114
　事例　実際の対応例 —— 115

3 食べることに問題を抱えるがん患者に対する言語聴覚士の支援 [小菅 奈津子] —— 118

1 がんによる摂食嚥下障害 —— 118
2 摂食嚥下アプローチの実際 —— 119
3 摂食嚥下における看護師の役割 —— 123

4 食べることに問題を抱えるがん患者に対する医師の支援
［中村 卓郎・山田 一・小島 淳一］── 126
1　がん患者に対する栄養療法── 126
　　事例　消化管ステントを留置した患者── 128
　　事例　胃がん術後後遺症のある患者── 129

第5章　がん患者の食事における家族の役割と支援の求め方 ── 133

1 おいしく食べられない患者とその家族への支援
［狩野 太郎］── 134
1　おいしく食べられない患者の苦痛と家族の不安── 134
2　おいしく食べられない患者に対する家族からの支援── 135
3　家族とともに行う食事の工夫── 138

索引── 141

Column

1杯のお粥が食べられるようになるまで── 11
カップ麺を含めた「化学療法食」の開発で発揮された調整役割── 21
安倍川餅は高齢者の味方！── 29
カレーライスは強い味方！── 39
あの味と香り，食感もたまらない！　～焼き芋～── 47
丼物の科学── 57
心に残るおいしい食事はいつまでも大切な宝物── 71
仕事を続けながら食欲低下や味覚変化症状とつきあったFさん── 93
孫の節句祝いでおかわりできたちらし寿司── 100
離乳食や介護食は咀嚼・嚥下困難時の強い味方！── 125
食べたくなったら，お総菜売り場へGo！　～コロッケ～── 132
同居義父母の心配を重荷に感じるJさん── 136
頭頸部がん治療中，スイカの甘さに涙…── 138
妻のためにスーパーマーケットに走るLさん── 140

ブックデザイン：小口翔平 + 西垂水敦（tobufune）

第 1 章

がん治療が食事に与える影響とおいしく食べることの重要性

1　がん治療と食事

1　がん患者の生活の質と食事がもつ意味

1　生命維持に不可欠な日常生活行動

　食事は，私たちの生命維持に不可欠なものであり，すべての生活行動の原動力となるものである．家族や仲間とおいしく食事をとっているときには幸せな気分を味わい，自然に笑みがこぼれていることも多い．反面，胃が痛い，下痢をしたなど健康を損ない食欲がなく，思うように食事がとれないときには元気が出ず，落ち込んでしまう．食べることは，365日営まれる大切な日常生活行動である．

　がんという病を抱え，それとともに生きている人たちにとって，生命力の源となる「食」は健常者以上に大切なことである．口内炎で思うように食事がとれず「塩分のあるカレーを食べたとき，治療を頑張ろうと思えた」と語る体験者の笑顔が忘れられない．

　がんの治療は食欲低下，味覚変化や口腔機能障害をもたらし，患者の食生活に大きな影響を与える．楽しいはずの食事のひとときを，不快で苦痛な時間にしてしまう．大切な記念日の，特別なご馳走からも遠のき，おいしさを奪われることは幸せな時間を奪われることともなる．

2　おいしく食べることの意味

　おいしく食事がとれると「今日も元気に頑張ろう」という気力がわく．「おいしい」という感情は，心地よく，あたたかで幸せに満ち，しかも満足感を伴う．「おいしいを感じる言葉」を15～59歳の男女に尋ねた，興味深い調査がある．図1-1のように，「おいしさを感じる言葉」の領域は，味覚や嗅覚で感じる味覚，触覚や聴覚で感じる食感，知識として頭で理解する情報の3つの領域でとらえられている[1]．

　私たちが一般的にとらえている味覚（狭義）は，甘味，塩味，酸味，苦味，うま味の基本味である．広義の味覚には，食感のように歯や舌など口腔内の皮膚感覚を含む触覚，冷覚，嗅覚，音感，視覚も含まれる[2]．「おいしさ」には広義の味覚と，知識として頭で理解しイメージすることも含まれる．つまり，五感をフルに活用し，脳を刺激するものである．

　がんという病を抱えていても，治療中であっても，食事が「おいしく食べられる」よう看護の知識・技術を駆使して支援をすることは，がん患者・がん体験者の生活の質を高めるうえで最も重要なポイントの1つである．

3 食事のもつ文化的要素

　食事には，単に栄養素をとるという生命維持の要素だけではなく，正月や節句などの年中行事に伴う食事を「楽しむ」という文化的要素もある．そこには人と人との交流があり，仲間や家族とともに特別なご馳走を囲むひとときは，何事にも代えがたい至上のよろこびである（図1-2）．すなわち食事にはコミュニケーション機能もある．だから，高価で好きな食べものでも，1人でとると無味乾燥に感じることがある．「同じ釜の飯を食べた仲間」，「寝食をともにする」など，仲間意識を表現するときにも食の言葉が使われる．

　2013年には「和食；日本人の伝統的な食文化」がユネスコ無形文化遺産に登録され，

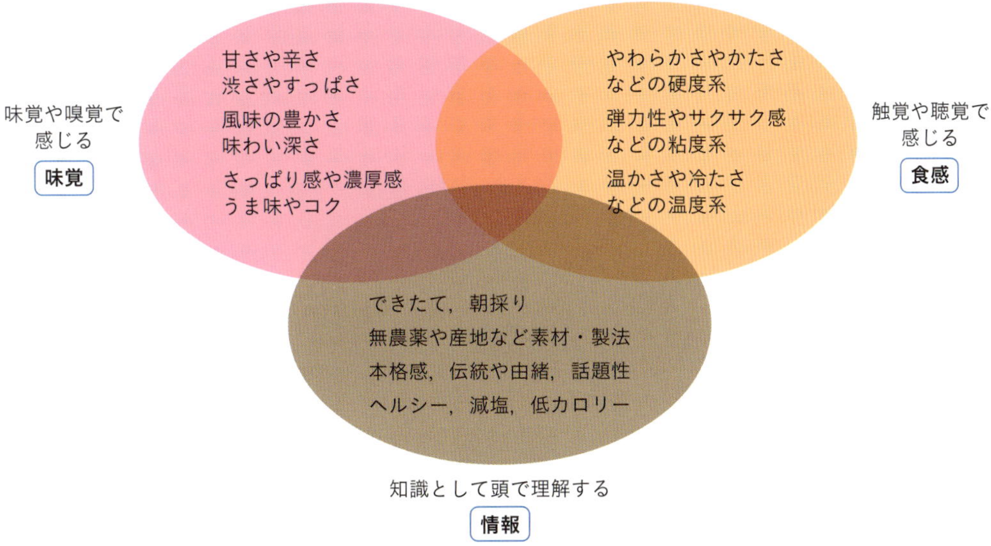

味覚や嗅覚で感じる
[味覚]
甘さや辛さ
渋さやすっぱさ
風味の豊かさ
味わい深さ
さっぱり感や濃厚感
うま味やコク

触覚や聴覚で感じる
[食感]
やわらかさやかたさ
などの硬度系
弾力性やサクサク感
などの粘度系
温かさや冷たさ
などの温度系

知識として頭で理解する
[情報]
できたて，朝採り
無農薬や産地など素材・製法
本格感，伝統や由緒，話題性
ヘルシー，減塩，低カロリー

図 1-1　「おいしいを感じる言葉」の対象領域
〔大橋正房, ほか（編著）：「おいしい」感覚と言葉—食感の世代. p.13, BMFT出版部, 2010〕

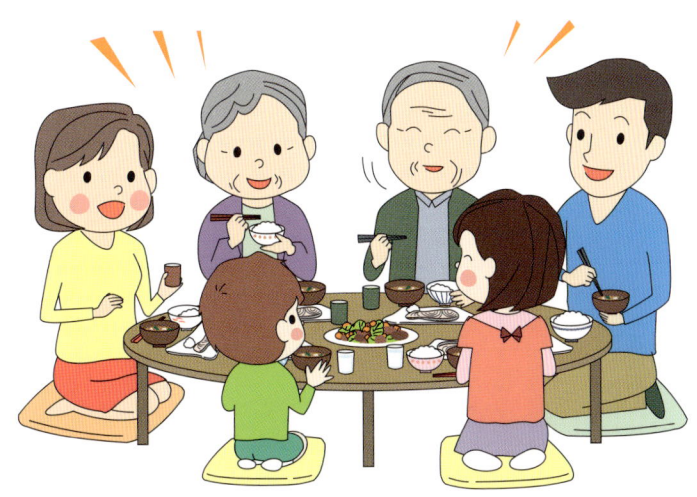

図 1-2　おいしい食事には雰囲気も大切

日本食への関心が高まっている．和食は，日本を世界最長寿命国に導いている1つの要因であり，春には筍，秋には栗ごはんなど旬の素材や地の食材を生かし自然や季節を感じる料理である．「自然の気を頂戴する」という心理・文化的な要素も含まれており，うま味を引き出す「ダシ」の昆布，カツオ節，シイタケなどがきいている．

食事には，生理学も含む身体面，心理面，社会・文化面が統合されており，個人が生まれ育った集団・地域の文化や環境，そして時代や年代の影響を受ける．そのためがん患者の食事への支援にあたっては，集団的にみるだけではなく，個の生育歴[3]も配慮することが必要となる．

2 がんの病態や治療が患者の食事に及ぼす影響

1 がんの病態による経口摂取量への影響

本書でこれから取り上げる，がん患者の食事に影響を及ぼすさまざまな症状は，経口摂取量の減少をもたらす．がん患者に多くみられる経口摂取量の減少，それに伴う栄養障害の病態には**表1-1**のようなことが挙げられる[4]．消化器系のがんでは，食事摂取量が減少するとともに食事摂取に影響する消化管の閉塞や狭窄，消化液の分泌障害により吸収能が低下する．さらに，腫瘍量が増加するにつれてがん自体が産生・分泌する炎症性サイトカインの影響で食事摂取量の減少，体重減少，タンパク質分解の亢進が生じる．

表1-1 がんの病態が患者の経口摂取量や栄養に及ぼす影響

がんによる原因	がん種・病態	食事摂取・栄養への影響
がん自体が産生・分泌する炎症性サイトカイン	・種々のホルモン，神経伝達物質，ペプチドの産生による炎症性サイトカイン放出，代謝異常	・腫瘍量の増加に伴う食事摂取量の減少，体重減少，タンパク質分解の亢進
消化管の狭窄・閉塞	・食道がん・胃噴門部がん ・胃幽門狭窄・閉塞 ・小腸・大腸閉塞	・嚥下困難，唾液の嘔吐 ・腹部膨満感，食後背部痛 ・腹部膨満感，便臭を伴う嘔吐
消化液の分泌障害	・胆管がん・膵頭部がんによる胆汁の分泌障害 ・浸潤性膵管がんによる膵外分泌障害	・脂肪の消化吸収障害 ・消化・吸収能の低下
出血・体液喪失	・胃がん・大腸がんにより腫瘍の組織壊死とともに血管が破綻	・吐血（上部消化管） ・血便（下部消化管） ・鉄欠乏性貧血，低タンパク血症
腹膜転移・後腹膜浸潤	・播種性腹膜転移 ・膵がんによる後腹膜への神経叢への浸潤	・腹水貯留，腹部膨満 ・激痛・経口摂取量の減少
病的交通・連絡	・大腸がんによる消化管皮膚瘻	・消化管内容の漏出，経口摂取量の減少

〔大村健二：がん患者の栄養学的特徴と栄養評価．がん看護 15(7)：665-668，2010．より〕

がんはブドウ糖をエネルギーに換える際に，嫌気性解糖によりグルコースや体内に貯蔵している脂肪を大量に消費する．さらに増殖のために，アルブミンやヘモグロビンなどの血清タンパクを利用する．また，経口摂取量が低下するとタンパク質とエネルギーが欠乏した状態になる．このため，摂取量に比べ代謝量が増加し，がん患者にみられるエネルギー・タンパク質低栄養障害の状態が認められるようになる．これをがん悪液質と呼ぶ．がんによる自覚症状がないにもかかわらず，体重減少や貧血でがんが発見されることもある．

2 治療による経口摂取への影響

がん本態の特徴に加え，がんの3大治療である手術療法，放射線療法，がん化学療法はがん患者の経口摂取に大きな影響を及ぼす．

近年，治療は低侵襲になっており，身体に及ぼす影響は少なくなってきている．しかし，消化器系のがんの手術後は嚥下障害や消化吸収が障害され，一定期間食事量が不足する状況が生じる．また，放射線療法やがん化学療法に伴う有害反応による食欲低下，悪心・嘔吐，味覚変化，下痢など経口摂取量を減少させる不快症状の出現は，患者のQOLの低下だけでなく，がん治療そのものにも影響を与える．

3 がん患者の食事における看護師の役割

以上のように，がんの病態と治療による有害反応の両面から，がん患者は食事摂取量が減少し，栄養バランスが負に傾きやすい．このため看護師は，嚥下機能や消化吸収機能に応じた食事の選択や，治療に伴う不快症状のコントロールに留意しながら，摂取しやすい食事の工夫などの援助を行っていく必要がある．

3 口から食べることは「元気の源」そして「体力維持」に不可欠

がん自体による栄養障害が生じないようにするためには，身体の現状維持のみでも健常者の必要エネルギー量の1.1～1.3倍が必要とされる[5]．また，少量でも「おいしい」と思えるような食事をとることで，人間の本来もつ免疫力を活性化できる．

口から食べることは，咀嚼運動により脳を刺激する．消化管は，皮膚と同様に免疫機構としての関門，バリアの役割を担っている[6]．そのため，大腸の機能を使うことが大切であり，イレウスや食事を摂取してはいけない病態がある場合を除いては，できる限り経口で食事がとれるように支援をすることが重要である．

免疫力を高めることの重要性

がん治療を継続・完遂するためには，体力や免疫力を高めることが何より必要となる．免疫力低下は，生体侵襲時におけるグルタミンやアルギニンなど必須アミノ酸やn-3系脂肪酸や核酸，ビタミンA・C・E，亜鉛などの微量元素が減少することによりグロブリンやサイトカインなどの産生が障害されることによって生じる[7]．また，不必

要な経静脈栄養，特に中心静脈栄養(TPN)はカテーテル敗血症などの重篤な合併症をもたらしうるとともに，空腹感がわかず，食事をとりたいという気持ちが生じにくくなる．

そのためまずは，「おいしい」，「食べたい」という感覚を呼び起こす工夫が必要である．個の生育歴や食との関係，食事にどのような価値を見出しているかを把握する．看護師は治療による有害反応の発現時期にも精通し，各種症状の緩和法，症状が軽減する時期も考慮に入れ，「軽く食べる」，「しっかり食べる」時期，食べやすいもの，そしてバランスよい食事がとれる調理法などの指導をすることで，経口摂取量の増加を支援することが求められる．外来通院しながら治療を受けているときには，食事のとり方も外食，中食(購入した食事を自宅でとる)，内食(自宅で調理する)など多様になっているため，生活パターンにあわせた工夫の仕方をがん患者や家族と考えるとよい．

「おいしく」食べる方法を医療者と患者・家族で見出す．楽しみを共有し，試行錯誤しながらがん患者の体力を維持することが，がん治療の継続には大切である．

引用文献

1) 大橋正房，シズル研究会(編著)：「おいしい」感覚と言葉—食感の世代．pp.8-19，BMFT出版部，2010．
2) 池田稔(編)：やさしい味覚障害の自己管理．pp.10-12，医薬ジャーナル社，2009．
3) 社団法人日本家政学会(編)：日本人の生活—50年の軌跡と21世紀への展望．pp.117-121，建帛社，1998．
4) 大村健二：がん患者の栄養学的特徴と栄養評価．がん看護 15(7)：665-668，2010．
5) 特定非営利活動法人日本緩和医療学会緩和医療ガイドライン委員会(編)：終末期がん患者の輸液療法に関するガイドライン 2013年度版．pp.44-45，金原出版，2013．
6) 入江正洋，永田頌史：ストレスと免疫．診断と治療 89(5)：783-791，2001．
7) 東口髙志：実践！がん患者の栄養管理と疼痛管理．癌の臨床 53(3)：199-209，2007．

(神田 清子)

2 がん治療が食事に与える影響と看護師の役割

1 治療中のがん患者の食事における問題と看護師の役割

　がんの3大治療である手術療法，化学療法，放射線療法は，患者に大きな治療効果を与えてくれる一方で，食事に影響を与えるさまざまな有害反応をもたらす[1,2]．悪心・嘔吐や食欲低下，味覚・嗅覚変化など，がん治療に伴う多くの有害反応は，がんの病態や進行による影響，不安や抑うつなどの心理的な要因とともに，患者の食生活にネガティブな影響を与え，食べるよろこびの低下や消失につながる（図1-3）．がん治療を受ける患者の多くは，「食べられない」，「食べたくない」，「おいしくない」といった食事の問題を抱え，本来は楽しく幸せな時間であるはずの食事のひとときが，負担感や苦痛を伴う義務的な時間となってしまう．

看護師の役割

　そのため，がん患者と家族を支える看護師には，治療に伴う有害反応や不快症状の軽減とともに，食事時間や食事回数の変更，さまざまなメニューの工夫といった看護援助が期待される．治療の継続や完遂に向けた水分摂取量の確保や栄養状態の維持ととも

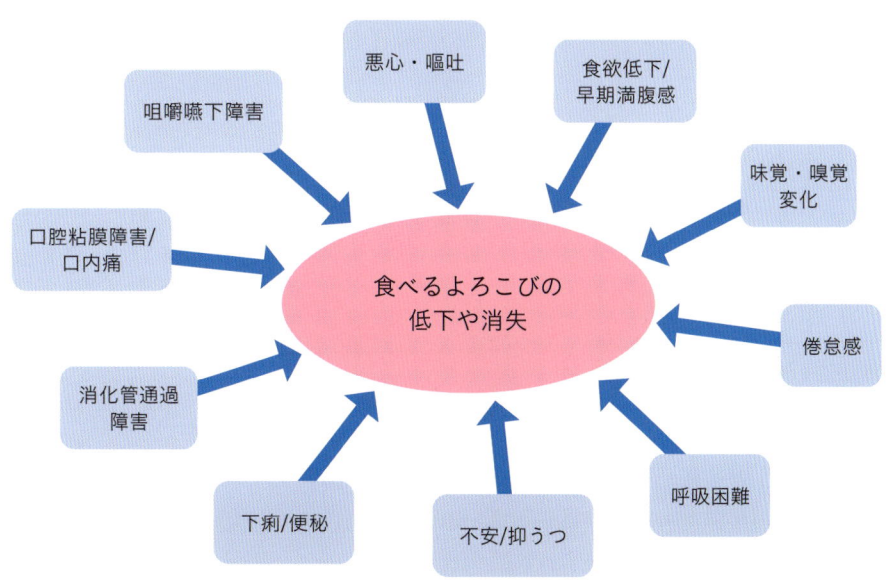

図1-3 食べるよろこびの低下や消失につながる有害反応

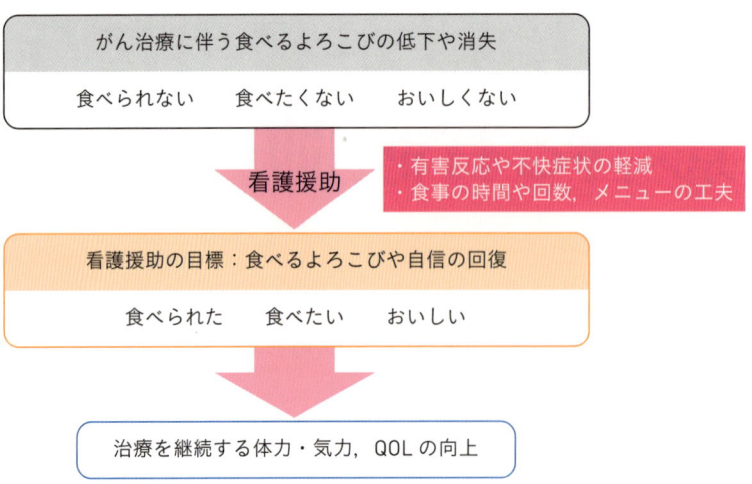

図 1-4 がん治療が食事に与える影響と看護援助の目標

に，「食べられた」，「食べたい」，「おいしい」といった，患者の食べるよろこびや自信の回復も看護援助の目標となる（**図 1-4**）．

2 がん治療が食事に与える影響

1 手術療法が食事に与える影響

　胃がん，乳がん，肺がん，食道がん，大腸がんや婦人科がんなどでは，病状的に可能であれば手術療法が積極的に選択される．近年の手術療法の進歩はめざましく，従来からの開腹術や開胸術に比べて身体的な侵襲が少ない腹腔鏡や胸腔鏡を用いた術式などが普及し，合併症の減少や入院期間の短縮にもつながっている．
　しかしながら，全身麻酔や術後疼痛の影響により，食欲低下や食事摂取量の減少が多くの患者で術後早期にみられる．また，消化管切除を伴う手術を受けた患者では，早期満腹感や，下痢・便秘などの排便コントロールの問題，消化管通過障害，術後化学療法などの影響により，術後の長期的な食欲低下や摂取量の減少，および体重減少がみられる．術後の貧血状態が続く患者や肺の切除を行った肺がん患者では，倦怠感や呼吸困難感が食欲低下や摂取量の減少につながる．このため，手術療法に伴う食事の問題の改善には，医学的なアプローチや術後一定期間の時間経過を要することが多い．

2 化学療法が食事に与える影響

　化学療法は，白血病や悪性リンパ腫では疾患の根治に向けた治療の根幹となり，乳がんや消化器がんでは，再発防止や進行の抑制に向けた治療の一翼を担っている．制吐薬や支持療法の進歩，分子標的薬の普及などにより，悪心・嘔吐に伴う苦痛や経口摂取困難などの問題は近年大幅に改善されつつある．

しかし，20〜30年前に比べれば大幅に改善されたものの，化学療法に伴う悪心・嘔吐は現在でも多くの患者を悩ませる主要な有害反応であり，症状のアセスメントや治療経過にあわせた対処が重要である（第2章 2「がん治療に伴う悪心・嘔吐」→ p.30）．また，悪心・嘔吐の症状がコントロールされていても，使用する化学療法薬によっては食欲低下や味覚・嗅覚の変化，口腔粘膜障害，下痢や便秘，倦怠感などの症状がみられることも多く，食欲や食べるよろこびの低下につながっている（第2章 4「化学療法に伴う味覚変化」→ p.48）．化学療法に伴う食欲低下や味覚・嗅覚変化の問題は，治療当日から1週間程度の期間が症状のピークであり，この時期を過ぎれば摂取量の増加や味覚の回復がみられるため，治療スケジュールにあわせたメニューの工夫や食事回数の変更，会食日程の調整など，食事摂取量の維持や食事を楽しむためのさまざまな工夫が可能である．

さらに近年，汎血球減少のコントロール向上などと相まって，一部のがんを除き，通院による外来化学療法が主流となった．また，乳がんや大腸がんの再発患者などでは，数年間という長期にわたって外来化学療法を続ける事例も少なくない．がん治療と折り合いをつけながら，よりよく楽しい日常生活を送ってもらうために，外来通院中のがん患者・家族への適切な情報提供や指導といった看護師によるサポートが重要となる場面が広がってきている．

3 放射線療法が食事に与える影響

放射線療法は，乳がん，肺がん，食道がん，前立腺がん，婦人科がんや頭頸部がんなどに幅広く行われ，根治的治療や再発の防止とともに，進行がん患者に対する疼痛緩和など，幅広い治療目的で使用される．

放射線療法では，照射部位によってさまざまな有害反応が生じるが，特に骨髄や神経，毛根や粘膜組織，性腺や唾液腺，内分泌腺などが影響を受けやすい．このため，放射線療法中は倦怠感や食欲の低下が起こりやすく，腹部への照射が行われる場合には悪心や下痢などの消化器症状も生じやすい．

放射線療法は単独で用いられることもあるが，治療効果の向上を図るため化学療法を併用する放射線化学療法が一般的に行われ，後者の治療法では放射線療法と化学療法に伴う有害反応が同時に生じるため，食事への影響が大きくなる．また，頭頸部がんの放射線化学療法では，粘膜障害に伴う口腔粘膜炎や激しい痛みを伴う咀嚼嚥下障害，口腔内乾燥，悪心・嘔吐がみられ，治療の晩期には食事や水分の経口摂取が困難となり，経管栄養も困難となる事例もある（第2章 5「放射線療法に伴う味覚変化」→ p.58）．そして，頭頸部の放射線療法を受けた患者では，咀嚼嚥下障害や口腔内乾燥が治療後も長く続くため，食べるよろこびの再獲得に向けた，さまざまな努力や支援が必要となる．

すなわち，放射線療法を受ける患者においては，咀嚼嚥下障害や口腔内乾燥，味覚変化，食欲低下や悪心・嘔吐対策など，食事に関する看護援助が幅広く求められている．

3 安全な食事摂取に向けた注意点

これまで述べてきたように，がんの治療はさまざまな形でがん患者の食事にネガティブな影響を与えるため，栄養状態の維持や水分摂取量の確保とともに，患者の食べるよろこびや自信の回復に向けた援助が必要となる．実際の看護援助に際しては，患者の病態や年齢によって，いくつかの安全上の留意点があるので，特に重要なものを紹介したい．

1 誤嚥に対する注意

頭頸部がんや食道がん患者では，リンパ節郭清や反回神経麻痺などの影響により，嚥下困難とともに誤嚥が生じやすい．誤嚥が続くと，誤嚥性肺炎による治療の中断や全身状態の悪化にもつながる．食事中にたびたび激しいむせ込みや呼吸困難が起こることで，食事に伴う苦痛の増大や恐怖心を招く．このため，手術や放射線療法の影響などにより誤嚥のリスクが高い事例では，言語聴覚士による訓練や機能評価，管理栄養士による食形態のアセスメントなど，誤嚥防止に向けたチームアプローチが特に重要となる（第4章「がん患者の食事へのチームアプローチ」→ p.107）．

一方，頭頸部がんや食道がんなどの特に誤嚥リスクが高い事例以外でも，高齢のがん患者に対しては，廃用に伴う嚥下機能低下や，低覚醒型せん妄に伴う誤嚥に対する注意が必要である．高齢のがん患者に対しては，食事の前に覚醒状態を確認し，誤嚥しにくい姿勢の調整（ポジショニング）や嚥下体操を行うなど，安全な食事摂取に向けた準備が必要である．なお，ポジショニングや嚥下体操については，看護師による日常的な援助が必要であるため，ぜひ身に付けておきたい（第4章 3 - 2 「摂食嚥下アプローチの実際」→ p.119）．

2 イレウスや消化管出血，消化管穿孔などに対する注意

がん治療期間中の栄養療法としては，体重や栄養状態の維持，感染性合併症予防の観点などから，経口摂取を優先的に選択することが推奨されている[3]．しかし，イレウスや消化管出血，重度の下痢，食道穿孔，消化管穿孔がみられる事例やそのリスクが高い事例では，食事の経口摂取が禁止されることがある．このため，担当医から禁飲食の指示が出ていない事例であっても，突然の腹痛や激しい下痢，イレウスや消化管出血を疑わせる症状がみられる場合には経口摂取を見合わせ，医師の診察を待つ必要がある．

なお，突然の食後腹痛を訴えた肺がん患者で，肺がんの小腸転移に伴う消化管穿孔がみられたとの複数の事例が報告されているため[4]，突然の激しい腹痛を認めた場合には，消化器がん以外の患者であっても消化管穿孔の可能性についても念頭におく必要がある．

引用文献

1) Grant BL, Bloch AS, Hamilton KK, et al(Eds)：American Cancer Society Complete Guide to Nutrition for Cancer Survivors：Eating Well, Staying Well During and After Cancer, 2nd ed. pp.227-262, American Cancer Society, Atlanta, 2010.
2) Luthringer SL, Kogut VJ：Nutrition and Cancer: Practical Tips and Tasty Recipes for Survivors. pp.11-17, Oncology Nursing Society, Pittsburgh, 2011.
3) 日本静脈経腸栄養学会(編)：Ⅳ成人の病態別栄養管理，がん治療施行時．静脈経腸栄養ガイドライン，第3版．pp.333-343，照林社，2013.
4) 扇野圭子，寺嶋毅，松崎達，ほか：小腸転移による消化管穿孔をきたした肺癌の3症例．日本呼吸器学会誌 1(2)：157-161，2012.

（狩野太郎）

Column

1杯のお粥が食べられるようになるまで

　耳下腺がんのため，4年前に手術と放射線化学療法を受けたAさん(50歳代，女性)．放射線療法終了1か月後にようやく水分の経口摂取ができるようになったが，口腔粘膜障害や唾液分泌の減少，嚥下障害により，経口による栄養摂取がなかなか進まず，大変辛い思いをしたとのことである．

　「水分がとれるようになってからは，少しずつバナナオレが飲めるようになりました．ほどよいとろみと甘さがあっておいしかったです．でも，たったコップ1杯のバナナオレが，1日かけても飲みきれない．そんな日が，ずいぶん長く続きました．中身の減らないコップを見てはため息をつき，食べられないという不安や焦り，情けなさを感じました．この時期は本当に辛かったです」と，Aさんは当時を振り返った．

　放射線化学療法中の経管栄養で，悪心・嘔吐を体験したAさんは，退院後も缶入りの経腸栄養剤の味やにおいに強い不快感を感じて利用ができなかった．また，リンゴやオレンジなどの果物のジュースは口腔内に痛みを感じてしまい，摂取できなかったとのことである．

　「退院後は，野菜ジュースにヨーグルトを入れて飲んでいました．ヨーグルトを入れることで，口の痛みがだいぶ楽でした．そのほか，バナナオレを飲んだり，お粥をひと口ふた口食べて，何とか命を繋いでいたような状態です」

　その後，市販の離乳食や軟らかく煮た野菜やうどんなど，摂取品目や摂取量を少しずつ増やしていったが，1杯のお粥が食べられるまでには照射終了後2か月を要したとのことである．

　「お粥がお茶碗1杯食べられるようになったとき，あぁ，食べられるようになった，これで何とか生きていける，とようやく安心することができました．一人前という言葉がありますが，このときには，これで本当に一人前の人間に戻って，生きていけるんだなと，ようやく乗り越えられたと思いました」

（狩野太郎）

3 食事が治療に与える影響と看護アプローチの基本

■ 食事が治療に与える影響

　私たち人間が生命を維持していくうえで，食事や栄養は欠かすことのできないものである．食べることは基本的欲求の1つであるとともに，生活における楽しみでもある．また，がん治療を継続するうえでの体力維持には，口から食事をとることが何よりも大切となる．食べることで体力維持ができれば，がんと闘う自信や希望もわいてくる．その反面，食べられないことは，生活における楽しみが失われるだけでなく，自身の身体の衰えや病状の進行を自覚することにつながる．その結果，QOLは著しく低下し，がんと闘う気力や希望をなくしかねない．

　このように，食事はがん患者にとって命の根源であり，生きる支えである．治療継続や治療完遂のためには，食事をとることで栄養状態を維持し免疫力を高めることが必要になる．しかし，治療の有害反応で「食べられない」ことも現実として多々ある．有害反応で食事がとれないことの影響をアセスメントし，患者自身が症状のマネジメントをできるよう，教育を含めた適切な看護アプローチを行うことが求められている．

1 がん患者の食事を支えるためのアセスメント

　早期がんでは食事摂取に影響は認めないが，腫瘍量が増加するにつれて，がん自体が産生・分泌する炎症性サイトカインの影響や種々のホルモン，神経伝達物質，ペプチドの産生により代謝異常が生じる．その結果として食事摂取量の減少，体重減少，タンパク質分解の亢進が生じ，診断時にすでに体重減少など体力や栄養状態が低下している状況がある（第1章 1 「がん治療と食事」→ p.2）．

　栄養状態の不良は，マクロファージ動員の低下，リンパ機能の抑制や貪食作用を障害し免疫力を低下させ，患者の感染リスクを高めるとともにQOLを著しく損ねる．

　がん治療には適応基準があり，患者の状態に応じて，治療による有益性とリスクが検討される．治療が継続できるような体力を維持するためにも食行動をアセスメントし，適切な介入を行う必要がある．

　表1-2に食事摂取に関連したアセスメントを示した．患者の食生活習慣や体重などの栄養状態を的確にアセスメントし基準とする．栄養摂取パターンは食生活上の問題を

表 1-2 食事摂取に関連したアセスメント

	アセスメント項目
診断および治療前の食事に関する情報 問診	現在の体重，体重減少の既往（疾病前，発病後，2週間前） 栄養摂取パターン：バランス，時間，量，回数，味付け，間食，好き嫌い，調理者，外食，中食，誰と食事をとるか 食事摂取に対する考えと必要性の知識
治療の有害反応などが食事行動に影響する要因 問診 観察	1. 身体的要因 　悪心・嘔吐，便秘，下痢，口内炎，口渇，口腔粘膜障害 　痛み，発熱，倦怠感，不眠 　味覚変化，嗅覚変化，手のしびれ（箸がもてない），食欲低下 　ADL能力の低下，嚥下障害，口腔内の不潔，義歯不適合 2. 心理・社会的要因 　不安，緊張，無気力，うつ状態，食事を自由に選択できない 　生活リズムの変化，活動量の低下，過剰な輸液 　不快なにおいと室温，盛り付け，旬が味わえない 3. 食行動 　摂取量，バランス，意欲
フィジカルアセスメント	皮膚・髪の色と乾燥，筋肉低下，るい痩 ※計測を含む（体重，皮厚，筋囲）

把握し，食事の介入を行うのに役立つ．

1 栄養状態の評価

栄養状態を把握するためには定期的な体重測定が不可欠であるが，体重だけでは栄養状態の評価はできない．そのため表1-3に示したような客観的栄養評価法[1]がある．

静的栄養指標は，現時点での普遍的な栄養状態を示し，代謝学的変化を誘導する因子のダイナミックな変化をとらえ，信頼性の高い指標であるが，短期間の変化を評価することは困難とされている．一方，動的栄養指標は，短期間での代謝変動や，リアルタイムでの代謝・栄養状態の評価が可能である．

判断例として肥満度（BMI）では，20未満をやせ，20～24を正常，24～26.5をやや肥満とする．体重変化パーセントでは，5%以上の減少を栄養低下，10%以上を重度の栄養低下とし，体重減少が過去6か月間で10%，1か月間で5%，1週間で1～2%以上の場合は栄養障害の危険が高いといわれている[2]．

2 検査データ

検査データでは体タンパクの状態を把握する．アルブミンは長期，トランスフェリンは中期，プレアルブミンは短期のタンパク状態の指標であり，尿中クレアチニンは体筋肉量を反映する．アルブミンの基準値は4.0～5.0 g/dLであり，3.0 g/dL以下では浮腫が出現し，細胞性免疫が低下する．身体症状は栄養状態が悪化しないと出現しないので，体重と検査データ，食欲低下の有無と程度を観察し総合的に判断する．

表 1-3 客観的栄養評価法

静的栄養指標	1. 身体計測指標 　1)身長・体重：体重減少率，％平常時体重，身長体重比，％標準体重，BMI 　2)皮厚：上腕三頭筋部皮下脂肪厚(TSF) 　3)筋囲：上腕筋囲(AMC)，上腕筋面積(AMA) 2. 血液・生化学的指標 　1)血清総タンパク，アルブミン，コレステロール，コリンエステラーゼ 　2)各種血中ビタミン，微量元素 　3)末梢血中リンパ球数 3. 皮内反応 　遅延型皮膚過敏反応
動的栄養指標	1. 血液・生化学的指標 　1)rapid turnover protein(RTP)：トランスサイレチン(プレアルブミン)，レチノール結合タンパク，トランスフェリン，ヘパプラスチンテスト 　2)タンパク代謝動態：窒素平衡，尿中メチルヒスチジン 　3)アミノ酸代謝動態：アミノグラム，Fischer 比(分岐鎖アミノ酸/芳香族アミノ酸)，BTR(分岐鎖アミノ酸/チロシン) 2. 間接熱量計 　1)安静時エネルギー消費量(REE) 　2)呼吸商 　3)糖利用率

2 がん患者の食事を支える看護アプローチの基本

　がん患者が治療中でも食べることの意義を理解し，食事がとれることはこれまで述べてきた通り非常に重要である．ここでは看護アプローチとして，食事に対するセルフマネジメント教育，経口摂取量を増加させる方法，日常生活リズムを整えて免疫力を高める方法，そして，看護師に相談・報告する必要がある状況や多職種介入について述べる．

1 セルフマネジメント教育

　セルフマネジメントと経口摂取量を増やすことの必要性を説明し，動機付けを行う．治療は繰り返し行われるので，体力を維持し，免疫力を高めるためには，できる限り経口で栄養摂取する必要がある．患者と家族のセルフマネジメントが何よりも大切であることを強調して説明する．

食事指導

　食欲低下時に「有効性が認められる可能性のある介入」には食事指導がある[3]．「個別の食事指導によって，栄養摂取量や体重が改善し，その結果，食欲低下の発生率が低下し QOL が改善することが証明されている」[3]．食事摂取に影響する因子を管理し，食事摂取状況と体重を患者・家族にセルフモニタリングしてもらう．
　患者が食べられない状況において，家族は心配のあまり「食べて，食べて」としきり

に食事を勧めるが，食べたくとも食べられない辛い思いを抱いている患者と気持ちのすれ違いが生じてしまうことがある．まずは患者本人の気持ちを聞く必要があること，悪心・嘔吐などは治療との関係で軽減する時期が来ることを事前に説明し，それらを理解してもらう．そのうえで，食べられる工夫については患者・家族と一緒に考え，フィードバックしながら，おいしく食べられる，食べやすいものを探求していくとよい．

また，栄養状態評価のために，体重を1週間に1度は測定するように指導する．

2 経口摂取量を増加させる看護アプローチ

1 悪心・嘔吐に対するアプローチ

化学療法や放射線療法は，細胞分裂が活発な骨髄や口腔粘膜，消化管粘膜，毛根などの正常細胞に影響を与えやすいといわれている．そのため，悪心・嘔吐，便秘，下痢などの有害反応から食欲低下が生じ，その結果，栄養障害や体重減少を招くことも多い．

化学療法に伴う悪心・嘔吐は，使用する抗がん剤の催吐性に影響される．一般的に抗がん剤投与後24時間以内に生じる「急性悪心・嘔吐」，抗がん剤投与後24時間以降に生じて数日持続する「遅発性悪心・嘔吐」，前回の治療による悪心・嘔吐の経験など精神的要因により抗がん剤投与前から生じる「予期性悪心・嘔吐」など，出現時期が異なる[4]．これらを予防するためには，確実な制吐療法が必要であり，悪心・嘔吐の客観的評価としては，一般的に有害事象共通用語規準CTCAE[5]を用いる．そして，化学療法後出現した症状の程度や経時的変化に対して，その都度Grade評価を行い，確実に悪心・嘔吐の予防に努めることが重要である[6]．

また，悪心・嘔吐時の食事の内容については，**表1-4**に示すような食事の工夫が必要である．

2 食欲低下に対するアプローチ

食欲低下の要因には，「身体的要因」と「精神的要因」がある．

「身体的要因」とは，化学療法や放射線療法の有害反応による悪心・嘔吐，口内炎，食道炎やがん悪液質などである．そこで，まずは口腔粘膜の観察や味覚変化の有無，悪心・嘔吐，食欲低下に伴う摂食障害の有無や下痢による吸収障害の有無などを観察する．そして，症状に応じて**表1-5**に示したような具体的な食事のとり方を指導する．

「精神的要因」は，不安やストレス，不安定な心理状態や前回の辛い治療体験，生活環境における不快なにおいなど，さまざまである．前回の治療体験が辛かったときは，少しでも不安や恐怖心を軽減できるように，治療開始前に薬物療法による予防的な対策を図る．キッチンの換気に留意したり，レトルト食品やインスタント食品を活用するなど，食事を準備する環境にも配慮する．

3 体力の維持に向けた体重減少や栄養摂取不足に対するアプローチ

化学療法中は，悪心・嘔吐，食欲低下，味覚変化や嗅覚変化などの有害反応の出現に伴い，思うように食事がとれないことも多い．その結果，栄養摂取不足が生じて体重が

表 1-4 悪心・嘔吐に対応するための食事の工夫

1. 少しずつ回数を増やして食べる

対　応
- 盛り付け量が多いと負担に感じる
- 3度の食事時間を決めず，とれない時はおやつの時間を設ける
- 器の数を増やし，盛り付けは少量がよい

食事例
- 一口おにぎり，ミニそうめん，てまり寿司，ミニ茶碗蒸し

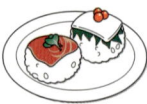

2. 冷たく，口当たりもよく，飲み込みやすいものを食べる

食事例
- ゼリー，シャーベット，プリン，アイスクリーム，ヨーグルト，温泉卵，冷奴，卵豆腐，冷麦，ところてん

3. 脂の多い食事は控える

対　応
- 胃の停滞時間が長いと胃もたれ感が増強しやすい
- 同じ食材でも，煮る・焼く調理法がよい

食事例
- 白身魚のホイル焼き・ムニエル，卵のココット，蒸魚のあんかけ

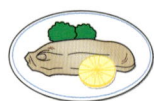

4. シンプルな料理を食べる

食事例
- 豆腐サラダ，漬物，キュウリとモズク酢のあえ物，バナナ・リンゴなどのフルーツの盛り合わせ

5. 同じものを続けて食べない

対　応
- 食べ続けることで悪心の要因となる
- 数種類のメニューを交互に食べる

食事例
- 朝：プリン，昼：冷麦，夜：豆腐サラダ

6. 嘔吐を繰り返すときは脱水に気を付ける

対　応
- 電解質やミネラルがとれるものがよい

食事例
- 水やお茶，麦茶のほか，スポーツ飲料，味噌汁，スープなど

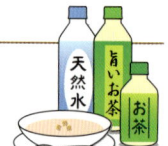

7. においの強いものは避け，においを抑える工夫をする

食事例
- ピーマン，セロリ類，ニンニク，ネギ，ニラなどにおいの強い食材は避ける
- 納豆や魚料理など，特徴的なにおいのものは避ける

8. 食事を準備する環境に配慮する

対　応
- レトルト食品やインスタント食品，冷凍食品などや市販の惣菜を使い，調理時間を短縮する

9. 味付けをシンプルにする

対　応
- みりんや砂糖の味付けよりも，塩味がよい

食事例
- チンゲン菜と干しエビの炒め物，小松菜の煮びたし，豆腐のステーキ

減少し，体力低下を招く．体重が減少すると日常生活の活動量も低下し，さらに体力低下を招く悪循環となる．そのため，治療と治療の間や次の治療が始まる前など食事がとれそうなときに少しずつ食べて，この悪循環を断ち切ることが重要となる．

そこで，有害反応の出現しやすい時期をモニタリングし，悪心・嘔吐や食欲低下が出現しやすい時期は，食事のとり方に気を付ける（**表 1-6**）．

表 1-5 食欲低下に対応するための食事の工夫

1. 好みの食べ物を食べられるときに少量ずつ，品数を増やす

食事例 ● てまり寿司，カナッペ，カナッペ風サンドイッチ，冷やし中華，ジャムトースト

2. 自分にあった味付けや温度の食べ物を探す

対　応 ● さっぱりとしたもの
　　　 ● 味付けの濃いもの

食事例 ● 酢の物やポン酢かけ，ササミのユズ味噌かけ，長イモの梅肉和え
　　　 ● 味噌和えやインスタントのカップ麺，冷たいフレッシュジュースや温かいミルクティー

3. 主食を変えてみる

食事例 ● 麺類，パン，酢飯，カレーライスなどを小盛で2種類ほど準備する
　　　 ● ミニちらし寿司に錦糸卵や煮た貝や魚を入れる
　　　 ● バターロールやクロワッサン

4. 汁物を取り入れる

食事例 ● お吸い物，味噌汁，にゅうめん，スープやミルクシチュー

5. 空腹の時には時間に関係なくとる

食事例 ● バナナ，リンゴなどフルーツに生クリームをのせてプリンアラモードにする

表 1-6 体重減少や体力低下に対応するための食事の工夫

1. 穀類・芋類など，主食をとる

食事例 ● 卵とじうどん，鍋焼きうどん，具だくさんすいとん汁，コーンスープ，ジャガイモやカボチャのポタージュスープ，ホットケーキ，フレンチトースト

2. 良質のタンパク質を積極的に取り入れる

対　応 ● 魚介類，肉類，豆類，卵類，乳製品などの良質のタンパク質は体力回復のために欠かせない

食事例 ● 茶碗蒸し，ウナギのひつまぶし風茶漬け，サンドイッチ，ホットケーキに小豆や生クリームをのせる，ポテトグラタン

3. 食欲増進に効果のある酸味や香辛料などを利用する

対　応 ● 酢，レモン，ユズ，カレー粉などを用いる

食事例 ● カレーうどん，フルーツの盛り合わせ，フルーツジュース，ユズやカボス汁をかけた酢の物
　　　　（風味付けにユズやカボスの汁や皮をかける）

3 日常生活リズムを整え免疫力を高めるアプローチ

1 がんとストレス要因

　心理・社会的ストレスは，一般的に免疫機能を低下させるといわれている．入江ら[7]によれば，生活上のストレスや抑うつ状態，ライフイベント，睡眠障害などによって好中球の貪食能，リンパ球の反応性，インターフェロン産生能，NK細胞活性など，感染症やがんに対する生体防御機構が低下することが報告されている．実際にストレスによって感冒や上気道感染が生じやすいことや，各種のウイルスに対する血清抗体価が上

表 1-7 免疫力の低下に対応するための食事の工夫

1. 免疫力を高める食品をとる

食事例
- ニンニク，ネギ，ニラ，カブ，大根，キャベツ，白菜，カリフラワー，小松菜，牛乳，青魚，肉，牛乳，卵など
- ニンニクの味噌漬けやニンニクダレ，タマネギスープ，ニラ入り餃子，焼きサンマのおろし和え，小松菜とリンゴのジュース，エリンギの天ぷら，白身魚のワカメ蒸，キノコのアンチョビ炒め，バナナミルク

2. 抗酸化食品をとる

対応
- 活性酸素の害を防ぐため，緑黄色野菜，大豆，ゴマ，ナッツ類，ワイン，柑橘類，ベリー類などを食材に用いる

食事例
- カボチャとシシ唐の含め煮，トマトの具沢山スープ，ホウレンソウとナッツの炒め物，野菜入りハンバーグ，マグロ納豆，ホットワイン，鶏のトマト煮込み，オレンジと人参のサラダ，ホタテとレモンのサラダ

3. ミネラル食品をとる

対応
- 亜鉛とセレンは免疫力の維持・回復に重要

食事例
- 牡蛎，ホタテ，イワシ，ウナギ，タコ，牛肉，豚肉，鶏肉，玄米，大麦，ナッツ類，豆類，海藻類
- 牡蛎とホタテのさっと煮，タコのマリネ，牛肉とソテーしたキノコとトマトソース，桜海老と大根葉の玄米チャーハン，カシューナッツと鶏肉の炒め物，ブロッコリーとエビの炒め物

4. 腸内細菌を整える食品をとる

対応
- 食物繊維，乳酸菌，納豆菌，オリゴ糖などを積極的にとる

食事例
- 切り干し大根のハーブパン粉焼き，ワカメとジャコのゴマ和え，インゲン豆とアサリのチャウダー，納豆と牡蛎のキムチ煮，エビとハチミツの豆板醤炒め

昇すること，がんの再発率が上昇することなども認められており，ストレス関連要因が発がんと関係する可能性が示唆された[7]との報告もある．

がん患者は，がんと診断されたときからさまざまな苦痛を抱えている．治療中や治療が無事に完遂した後も，再発・転移の不安など，心理的ストレスを抱えやすい．そこで，免疫力を低下させないためにも，ストレスを軽減する方略が必要となる．日常生活リズムを整えてストレスを軽減する主な方略は，食事，適度な運動，睡眠とリラックスである．音楽を聴くこと，適度なストレッチや身体を動かす体操，散歩，アロマセラピーなどの香りの癒し効果を取り入れたもの，自律訓練法や漸進的筋弛緩法，瞑想なども免疫力を高めるうえでは有効である．

2 食事で免疫力を高める

栄養管理においては表 1-7 に示したように，免疫力を高める食品，抗酸化食品，ミネラル食品，腸内細菌を増やす食品をとることで免疫力が高まるといわれている[8]．また，食べているときは副交感神経が優位となり，リラックスした状態になる．そのため，タイミングをみて食べられる時期に少しでも食べること，家族や仲間との楽しい食事のひとときは免疫力を高めるうえでも重要となる．

それでも治療の有害反応で食べられないときは，必要に応じて栄養補助食品を活用しながら栄養障害を起こさないことも重要である．

4 多職種による介入のアプローチ

1 看護師に相談・報告する必要がある状況

化学療法中の悪心・嘔吐は，その程度にも個人差がある．セルフマネジメントを行ううえで，カロリーや水分の経口摂取が不十分で1週間に1～2％以上の体重減少（例：55 kgの体重があった場合は53.9～54.5 kgに減少）がみられたときや，1日に頻回な嘔吐がみられるときは，看護師に相談・報告する必要があることをあらかじめ指導する．

2 多職種による介入

化学療法に伴って食の嗜好が変化し，これまでの食事が食べられないとき，どのようなものを食べてよいか具体的にわからないときは，栄養士による個別の栄養指導が有効である．より専門的な栄養管理を行うためには，NSTの介入が有効である．

また，日常的な運動習慣を取り入れるために理学療法士によるリハビリテーションを行うことで，生体リズムも整い体力や筋力維持につながる．

これらのことから，がん治療を継続していくうえでは，多職種が協働しアプローチしていくこと，看護師が情報提供や調整役を担うことでより円滑なアプローチが期待できる．

3 本書が取り上げる内容

本書は，おいしく食べることに問題を抱えたがん患者への支援を解説するものである．続く第2章から，以下のような内容を取り上げる．

第2章では「がん治療に伴う食事摂取上の問題と苦痛軽減に向けたケア」として，がん患者の食事に影響を及ぼす有害反応のメカニズムと症状マネジメントについて，研究データも紹介しながら臨床で役立つ実践的な知識をまとめる．

第3章では，治療期に生じる諸症状ががん患者の食事に著明な影響を及ぼす状況を取り上げ，個別性を重視した食事の工夫や看護援助の展開について解説する．各事例の状況は，以下の狙いで設定している．

「1 放射線化学療法を受ける食道がん患者への援助」では，多彩な症状とともに化学療法・放射線療法などの治療の影響が食事に及ぶことの多い食道がん患者への援助を通じて，口腔粘膜障害や悪心・嘔吐，食欲低下などが複合的にみられる場面での対処の実際を整理する．

「2 主婦役割をもち通院化学療法を受ける乳がん患者への援助」では，においに敏感になる時期でも，自身だけでなく家族の食事の準備にも心を配る役割をはたさねばならない主婦の例を通じて，外来での支援について解説する．

「3 化学療法を受け複合的な症状を呈する白血病患者への援助」では，食べられない患者の典型ともいえる白血病患者の例を取り上げる．体力維持のため，少しでもよいから

食べてほしいと多くの看護師も願う状況において，チームとしてどのような働きかけが可能かを探ってみる．

「**4** 口腔粘膜障害を伴う頭頸部がん患者への援助」では，食道がんと並んで食事に及ぼす影響が大きい頭頸部がん患者を例に，放射線療法や化学療法などの治療に伴う有害反応に対する対応や症状マネジメントを整理する．頭頸部がんは食道がん以上に咀嚼嚥下障害や食事に伴う疼痛，経口摂取困難が長く続くため，食事の回復状況を把握し患者の状況に応じたアプローチが重要となる．

看護師は，日常生活行動を支える専門職として直接的なケアを提供するだけでなく，常に患者・家族の最も近くでその状態を把握する立場から，さまざまな医療職の連携を促す調整役の役割が期待されている．第4章「がん患者の食事へのチームアプローチ」では，がん患者の食事のサポートにおいて看護師に期待することを栄養士・言語聴覚士・医師から述べてもらうとともに，それぞれの役割を整理している．看護師がよいタイミングで情報提供や連携を図ったことで，がん患者の食事の支援につながった事例も紹介している．

そして，がん患者の食事の問題においては医療者以上に大きな役割をはたすことも多いのががん患者の家族である．そのため，第5章「がん患者の食事における家族の役割と支援の求め方」を別に章立てした．患者を心配するがゆえに「もっと食べないと！」と促す家族の言葉が患者に大きな負担感を与えることも少なくなく，「今は食べることができなくとも，○日後には食欲も徐々に回復してくるだろうから，静かに見守っていてほしい」といった形で見通しを示すことで，患者と家族の間の調整を図ることも看護師の大切な役割である．

以上のように，本書では治療期のがん患者の食をめぐる諸問題を扱う．一方で，治療の継続や完遂を主な目標とする治療期とは異なる視点も必要となってくる終末期がん患者の食の問題は基本的に含めていない．しかし，本書に示されているさまざまな支援やアプローチは，終末期のがん患者にとっても役立つ点が多く含まれると考えている．また本書は，食事を単に栄養摂取の手段と捉えるのではなく，がん患者の生活に彩りを与えるものとして「おいしく食べる」ことが患者にもたらすメリットを強調する立場で実践的な看護ケアを検討するものであり，経口摂取を中心としたアプローチを取り上げている．嚥下障害・通過障害についても，がん患者の食事の問題においては重要な項目の1つとなるが，それらはより詳しい成書に譲ることとして，ここでは多くのがん患者にみられる有害反応へのアプローチを中心に論じることとしたい．

文 献

引用文献
1) 特定非営利活動法人日本緩和医療学会緩和医療ガイドライン委員会（編）：終末期がん患者の輸液療法に関するガイドライン2013年度版．pp.26-30，金原出版，2013．
2) 日本静脈経腸栄養学会（編）：日本静脈経腸栄養学会 静脈経腸栄養ハンドブック．pp.102-120，南江堂，2011．
3) 鈴木志津枝・小松浩子（監訳），日本がん看護学会翻訳ワーキンググループ（訳）：がん看護PEPリソース．pp.25-35，医学書院，2013．

4) 日本癌治療学会(編)：制吐薬適正使用ガイドライン．pp.25-30, 45-46, 金原出版, 2010
5) 日本臨床腫瘍研究グループ：有害事象共通用語規準v4.0日本語訳JCOG版．http://www.jcog.jp/doctor/tool/CTCAEv4J_20150310.pdf（2015年5月アクセス）．
6) 齋藤典子：がん化学療法に伴う悪心・嘔吐．がん看護 19(7)：666-670, 2014.
7) 入江正洋, 永田頌史：ストレスと免疫．診断と治療 89(5)：783-791, 2001.
8) 永川祐三(監)：抗がん特効Book. pp.12-15, 主婦と生活社, 2005.

参考文献
1) バーバラ・M・ドッシー, リン・キーガン, キャシー・E・ガゼッタ(編), 守田美奈子, 川原由佳里(監)：ホリスティック・ナーシング―全人的な癒しへの看護アプローチ．エルゼビア・ジャパン, 2006.
2) 国立がん研究センター中央病院栄養管理室・がん患者栄養研究会(監・編)：食事に困った時のヒント, 改訂版．公益財団法人がん研究振興財団, 2012.
3) 大熊利忠：癌化学療法と栄養サポート―考え方とその実際．医学のあゆみ 164(5)：419-422, 1993.
4) 笹子三津留, 小西敏郎(監)：もっと知ってほしいがんと栄養のこと．NPO法人キャンサーネットジャパン, 2013.
5) 佐藤まゆみ, 小澤桂子, 遠藤久美(編)：特集 がん化学療法看護のいま―ケアの質を高めるためのエッセンス．がん看護 19(2)：2014.

（角田 明美, 神田 清子）

Column

カップ麺を含めた「化学療法食」の開発で発揮された調整役割

だいぶ前の話になるが, 白血病患者のEさんのベッドサイドをよく訪れた. Eさんは看護師の目を盗んでカップ麺を好んで食べていた.「入院中でも, コソコソとではなく, 堂々とおいしく食べてもらいたい」と思い, 食事メニューを改善するため, 病棟副師長と栄養士に協力を得て, 化学療法を受ける患者の食事摂取量とエネルギー量などを算出した.

多くの患者は1回の化学療法で2～3kgの体重が減少し, 経口摂取がほとんどできない日もある. 栄養士が「こんなに食べられないなんて初めて知りました. 大変なことです」と驚きを述べた. そうしたなか, 看護師, 医師, 栄養士らで「化学療法食」を提供するプロジェクトを立ち上げ, 話し合いや調整を進め, 化学療法後の1週間限定で小さいカップ麺を含めた「化学療法食」が病院食として提供できる運びとなった.

各部門と調整していくなかで, 看護部長にカップ麺をつけますと説明すると, 部長はすかさず「体に害がないですか」と心配を口にされた. もっともな心配ではあるが,「期間を限定して, 他のバランスのよい食品とともに提供する」と伝えると理解を得ることができた.

看護師はベッドサイドで直接, 患者の食行動を観察し, 訴えを聞ける立場にある. 患者の困難さは, "代弁者" である看護師が伝えてこそ他の職種や栄養士に伝わるのである. 病院食を楽しみなイベントにするには栄養士や調理師に理解してもらうことが大切であり, 看護師の調整役割が発揮されるところである.

（神田 清子）

第 2 章

がん治療に伴う食事摂取上の問題と苦痛軽減に向けたケア

1 がん治療に伴う食欲低下

1 食欲低下のメカニズム・特徴と症状のアセスメント

1 がん治療に伴う食欲低下の概要と特徴

食欲低下は，がんやがん治療で最も高頻度にみられる問題の1つであり[1]，新たにがんと診断された患者の半数，進行した病期の患者では70～80％に出現するとされている[2]．多くの患者にとって，食欲低下は1～2日間程度の問題であるが，症状が続く人にとっては継続的な心配事となる[1]．

食欲低下の原因

食欲低下は，治療の有害反応として生じる悪心・嘔吐や嚥下困難，口腔粘膜障害，味覚変化や嗅覚変化，満腹感，倦怠感などが原因となることが多く[1,3]，腫瘍の拡大や抑うつ，疼痛も食事への興味を低下させ，食欲低下につながる（図2-1）[1]．このほか，胃がんや食道がんにより上部消化管切除術を受けた患者では，胸のつかえ感や嚥下障害，消化液の逆流による不快感，空腹感の消失，早期満腹感などの消化機能障害がみられ[4,5]，体重減少を伴う食欲低下が生じる．

また，頭頸部がんの手術や放射線療法を受けた患者では，摂食嚥下機能に障害が生じるため，経口摂取が著しく困難となり，特に重症の口腔粘膜障害がみられる事例では，激しい疼痛により咀嚼嚥下が不能となり，経管栄養や経静脈栄養が必要となる（第3章 4「口腔粘膜障害を伴う頭頸部がん患者への援助」→p.101）[1]．

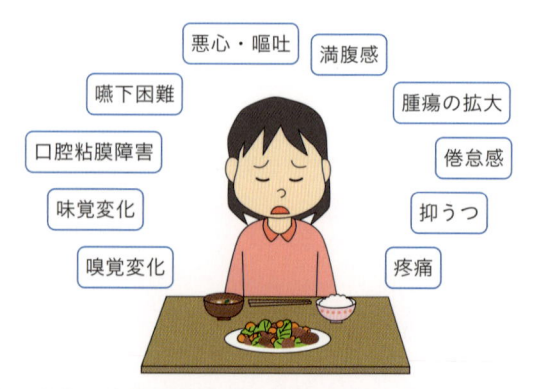

図2-1 がん治療中の患者に食欲低下をもたらすさまざまな原因

複数の原因が同時に関与する

前述のように，がん治療に伴う食欲低下はさまざまな原因によって生じるが，複数の原因が同時に関与していることも多い．

例えば，口腔粘膜障害と倦怠感，抑うつ症状を抱えた患者が食欲低下の問題も抱えているというように，複雑な臨床像を呈することになる．このため，食欲低下に対する援助策を検討する際には，食欲低下の要因となっている病態や治療の有害反応，心理・社会的な問題などについても幅広い情報収集とアセスメントが必要となる．実際の援助としては，食欲低下の原因となっている問題への対応を図りながら，食欲低下の程度や持続期間，栄養状態に応じて，経口栄養補助食品を含めた経腸栄養や経静脈栄養などの栄養療法が行われる．

2 食欲低下と栄養状態のアセスメント

食欲低下は，軽度の場合は食生活の変化を伴わない自覚的な症状にとどまるが，症状が重度になるにつれて食事摂取量の変化や体重減少，栄養失調をきたし，さらに悪化すると生命の危険にもつながる有害反応である．

食欲低下（食欲不振）の評価方法としてはCTCAE（有害事象共通用語規準，表2-1）によるGrade評価や，喫食率（食事摂取量），VAS（Visual Analog Scale）などが用いられる．

一方，栄養状態の評価指標としては，身長，体重，BMI，上腕周囲長，上腕三頭筋部皮下脂肪厚，アルブミンなどの血清タンパク値が用いられることが多い（第1章 3「食事が治療に与える影響と看護アプローチの基本」→p.12）．また，NST（栄養サポートチーム）が介入する事例では，栄養アセスメントツールとして主観的包括的評価（SGA：Subjective Global Assessment）[6]が用いられることが多い（図2-2）．

表 2-1 食欲不振の評価指標（CTCAE v4.0-JCOG）

CTCAE v4.0 Term 日本語	CTCAE v4.0 Term	Grade 1	Grade 2	Grade 3	Grade 4	Grade 5	注釈
食欲不振	Anorexia	食生活の変化を伴わない食欲低下	顕著な体重減少や栄養失調を伴わない摂食量の変化；経口栄養剤による補充を要する	顕著な体重減少または栄養失調を伴う（例：カロリーや水分の経口摂取が不十分）；静脈内輸液/経管栄養/TPNを要する	生命を脅かす；緊急処置を要する	死亡	食欲の低下

〔日本臨床腫瘍研究グループ (2015). 有害事象共通用語規準 v4.0 日本語訳 JCOG 版 (CTCAE v4.0-JCOG 2015年3月10日版). http://www.jcog.jp/doctor/tool/CTCAEv4J_20150310.pdf より一部抜粋〕

```
A. 患者の記録
  1. 体重の変化           過去6か月間の合計体重減少：____kg  減少率____%
                         過去2週間の変化：□増加    □変化なし    □減少
  2. 食物摂取量の変化      □変化なし    □変化あり
     (平常時との比較)     変化期間：____週
                         食べられるもの：□固形食    □完全液体食
                                        □水分      □食べられない
  3. 消化器症状           □なし   □悪心   □嘔吐   □下痢   □食欲不振
     (2週間以上の継続)    その他：_____
  4. 機能状態             機能障害：□なし    □あり
     (活動性)            継続期間：____週
                         タイプ：□日常生活可能  □歩行可能  □寝たきり
  5. 疾患および疾患と      初期診断：_____
     栄養必要量の関係     代謝需要(ストレス)：□なし  □軽度  □中等度  □高度

B. 身体症状(スコアによる評価：0＝正常，1＋＝軽度，2＋＝中等度，3＋＝高度)
  (1)皮下脂肪の減少                      (3)下腿浮腫      _____
     (上腕三頭筋，腹部)     _____     (4)仙骨部浮腫    _____
  (2)筋肉消失(大腿四頭筋，三角筋) _____  (5)腹水          _____

C. 主観的包括的評価(上記AおよびBから評価する)
  □栄養状態良好   □中等度の栄養状態   □中等度から高度の栄養不良リスク   □高度の栄養不良
```

図 2-2 栄養状態の主観的包括的評価(SGA)用紙の例

2 食欲低下に対する援助

1 食欲低下に対する基本的な対処戦略

　食欲低下がみられるときは，「食べたいときに」，「食べたいものを」，「無理せず控えめに」摂取することが基本的な対処戦略となる．

　このような対処が必要となる理由として，がん治療に伴う食欲低下がみられる時期は，悪心・嘔吐や嗅覚・味覚変化など治療の有害反応による不快症状の出現時期と重なることが多く，食べたくないときに，食べたくないものを摂取したり，無理をして食べ過ぎてしまうと悪心・嘔吐などの不快症状につながってしまうためである．

▎味覚嫌悪学習防止

　さらに，悪心や嗅覚嫌悪などの不快症状がある時期に摂取した食品は，古典的条件づけによりその後摂取した際に不快症状をもたらすことがあるため，食べたくないときや食べたくないものの摂取は控えるようにしたい．なお，化学療法の1〜2時間前から終了後3時間の間は味覚嫌悪学習防止の観点から，特に好物の摂取を控えることが推奨されているため[1]，注意が必要である(→p.56)．

2 食欲が改善する時間帯にあわせたメニューの工夫

　食欲低下がみられるがん患者の多くは，ほかの時間帯に比べて朝は最も食欲があるとの報告[1]がある一方，頭頸部の放射線療法を受けた患者では，唾液分泌の減少により朝食

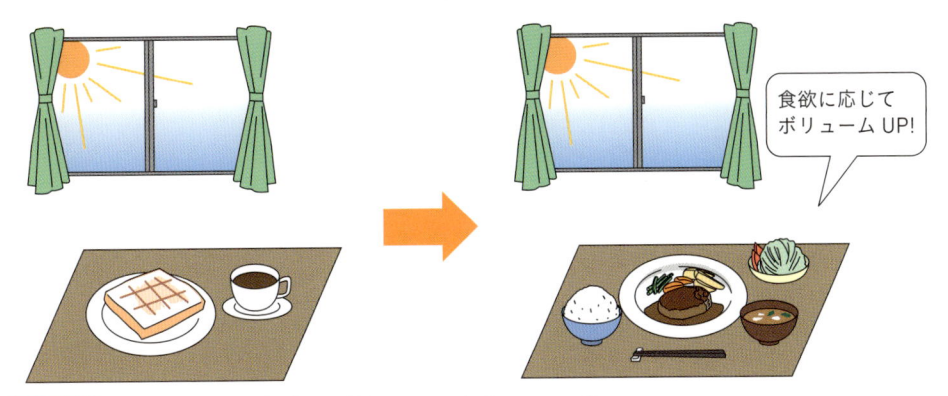

図 2-3 食欲によっては朝食にボリュームのあるメニューを

が特に食べにくいと報告されている(→p.69). いずれにしても，患者にとって最も食欲が出て食事が摂取しやすい時間帯にメインの食事を摂取し，それ以外の時間帯は軽めの食事を数回に分けて摂取したり，缶入りの流動食を追加するなどの工夫をするとよい．

食欲により食事のボリュームを変える

1日3食，朝食は軽めで，昼食や夕食にメインの食事を摂取するというような，今までの食事摂取スタイルはいったん捨ててしまい，例えば，朝食が一番摂取しやすければ，今まで夕食として摂取していたような少しボリュームのあるメニューを朝食に取り入れ，夕食は今までの朝食のような軽いメニューにするなどとするとよい(図2-3).

3 早期満腹感への対処

がん治療中の患者では，ほんの少量を摂取しただけでも，すぐに満腹になってしまうという症状がみられる[1,3,4]．この症状は，治療に伴う消化機能の低下や消化管への影響，視床下部の摂食中枢や満腹中枢の機能不全などが関与する複雑な臨床問題とされる[2]．早期満腹感を伴う食欲低下がみられるときは，1日3回の食事回数にこだわらず，1日4〜6回の軽食をとったり，食事中の水分摂取を控えて食間に水分をとるなどの工夫が役立つことがある(表2-2)[1,3,7,8]．

軽食の準備

自宅では，パンやシリアル，チーズやヨーグルト，果物やデザートなどを用意しておいて，好きなときに少量ずつ摂取できるとよい．入院中の患者にとっては，このような軽食の準備は容易ではないが，胃がん術後患者向けの分割食を流用して提供するなど，既存のメニューによる対応も十分可能である(第4章 2 「食べることに問題を抱えるがん患者に対する栄養士の支援」→p.112).

4 栄養障害を伴う食欲低下への対処

日本静脈経腸栄養学会による静脈経腸栄養ガイドライン[9]では，がん患者に対する栄

表 2-2　食欲低下や早期満腹感への対処

量・回数の工夫	1日3回の食事回数にこだわらず，少量ずつ1日4〜6回の軽食を摂る
	食べたいときに食べればよいが，胃の調子を落ち着けるために，2時間に1回程度はほんの数口でもよいので食べてみる
	食べたいと思ったときにすぐ食べられるよう，チーズやヨーグルト，パンやシリアル，プリンやアイス，マフィンなどのデザート類，果物などを準備しておく
献立・配膳の工夫	かわいらしい食器を使用したり，彩りよく盛り付けるなど，視覚的にも楽しめるよう工夫する
	少量を盛り付けるようにして，残さずに食べられたという満足感や安心感が得られるようにする
	冷やしたり室温程度に冷ましてから摂取する
	脂っこい食品を避ける
	食事が摂取しにくいときは，代わりに流動食や栄養補助食品の利用を検討する
食間・食前の工夫	水分で満腹にならないよう，水分摂取はなるべく食事中ではなく食間に行うようにする
	可能であれば，食事の前に軽い運動をする

養療法として，経静脈栄養よりも経口栄養補助食品を含めた経腸栄養の有用性が示されている．また，同ガイドラインでは，胃ろうなどによる経管栄養を含めた経腸栄養により，消化器がんや頭頸部がん，婦人科がん患者などで，体重減少や栄養状態の低下が抑制されることを紹介している．

がん治療の開始にあたっては，患者の栄養状態を評価し，低栄養状態やそのリスクが高い事例，また治療中は1週間程度十分な経口摂取ができない，もしくはできないと予想される事例では，積極的な栄養療法を行うよう推奨されている[9]．

引用文献

1) Grant BL, Bloch AS, Hamilton KK, et al(Eds)：American Cancer Society Complete Guide to Nutrition for Cancer Survivors：Eating Well, Staying Well During and After Cancer, 2nd ed. pp.227-262, American Cancer Society, Atlanta, 2010.
2) Eaton LH, Tipton JM(Eds)：Putting Evidence into Practice：Improving Oncology Patient Outcomes. Oncology Nursing Society, 2009. Eaton LH, Tipton JM, Irwin M(Eds)：Putting Evidence into Practice：Improving Oncology Patient Outcomes, vol 2. Oncology Nursing Society, 2011／鈴木志津枝，小松浩子(監訳)：がん看護PEPリソース―患者アウトカムを高めるケアのエビデンス．pp.25-35，医学書院，2013．
3) Luthringer SL, Kogut VJ：Nutrition and Cancer：Practical Tips and Tasty Recipes for Survivors. pp.11-17, Oncology Nursing Society, Pittsburgh, 2011.
4) 綿貫成明，飯野京子，小山友里江，ほか：胸部食道がん術後患者の退院後の生活における困難の実態．Palliative Care Research 9(2)：128-135，2014．
5) 飯野京子，綿貫成明，小山友里江，ほか：胸部食道がん術後外来患者に対する看護ケアの分析．Palliative Care Research 9(3)：110-117，2014．
6) Detsky AS, McLaughlin JR, Baker JP, et al：What is subjective global assessment of nutritional status? Journal of Parenteral and Enteral Nutrition 11(1)：8-13, 1987.
7) 山口建(監)：がんよろず相談Q＆A 第3集抗がん剤治療・放射線治療と食事編．pp.95-100，静岡県立静岡がんセンター，2007．

8) Mahon SM(Ed)：Site-Specific Cancer Series: Breast Cancer, 2nd ed. pp.151-153, Oncology Nursing Society, Pittsburgh, 2011.
9) 日本静脈経腸栄養学会(編)：Ⅳ成人の病態別栄養管理，がん治療施行時．静脈経腸栄養ガイドライン，第3版．pp.333-343, 照林社，2013.

（狩野 太郎）

Column

安倍川餅は高齢者の味方！

　前立腺がんのため通院化学療法を受けているBさん(80歳代，男性)．最近，食欲の低下と味覚変化がみられ，治療のために通院する以外は自宅で臥床がちの生活を送っている．Bさんと2人暮らしの妻は，毎回Bさんに付き添って来院しているが，最近は暗い表情が見受けられる．自宅での生活の様子を妻に尋ねると，「もともとおじいさんはよく食べる人だったけれど，このごろは食欲もあまりないし，肉や魚をいやがるので心配をしています．食べないと体が参ってしまうし，気持ちも弱りますからね……．でも，私が食べろというといつも喧嘩になってしまって……」と表情を曇らせた．

　化学療法中のBさんのベッドサイドで，食欲低下や味覚変化がみられるときでも食べやすい食品について説明した．すし飯やカレーライス，麺類や芋類が食べやすいことを説明したが，Bさんも妻も軽く頷きながら説明を聞き流しているような様子がみられた．

　「……それからご年配の方にはお餅が好まれますね．特にきな粉とお砂糖をまぶした安倍川餅が人気です」と説明を続けると，「あっ！」とBさんと妻が同時に反応した．「安倍川餅は昨日の昼も食べましたよ！　うちのおじいさんだけじゃなかったんですね～」と妻が驚いた顔を見せた．「そんなにたくさんは食べられないけどね．1個か1個半かな」とBさんも応えた．「わー，よかった．Bさん，お餅が食べられたのですね！1個か1個半食べられれば上等ですよ．だってお餅ですからね，力がつきますよ」と看護師も笑顔で応えた．「そうですよね，お餅だもんね．力餅って言うんだから，元気が出ますよね」と，妻も久しぶりに明るい表情を見せた．「お餅とお砂糖でしっかりカロリーが摂れるし，きな粉は大豆の粉ですから，タンパク質も摂れますね．食欲がないときでも安倍川餅は頼りになりますね」と看護師も笑顔で頷いた．

（狩野太郎）

2 がん治療に伴う悪心・嘔吐

　悪心とは吐きそうになる主観的感覚であり，患者の言葉では「ムカムカする」，「食べると吐きそう」，「においで吐き気がする」などと表現される．

　嘔吐は胃または腸内の内容物を口から外に駆出することであり，血圧変動，徐脈，頻脈，顔面蒼白，冷感，呼吸促迫などを伴うことがある．

　制吐薬は進歩しているが，化学療法において悪心・嘔吐は適切に予防されなければ70～80％のケースで出現する症状といわれている．悪心・嘔吐のマネジメントが効果的に行われないと，患者は脱水，電解質異常，低栄養，体重減少，セルフケア能力の低下などを生じ，また，闘病意欲やQOLの低下を招く可能性がある．医療者は悪心・嘔吐の特徴を知り，適切な時期に適切な制吐薬を使用し，辛い症状を緩和できるよう生活や食事の工夫を検討し，援助を提供していく必要がある．

1 悪心・嘔吐のメカニズム・特徴とアセスメント

1 悪心・嘔吐の発生メカニズム

1 化学受容器引金帯（CTZ）を介する経路

　延髄の第4脳室の後野にある化学受容器引金帯（chemoreceptor trigger zone；CTZ）には，セロトニン，ドパミン，アセチルコリン，サブスタンスPなどの神経伝達物質の受容体が集まっている．CTZは血液脳関門により防御されていないので，直接血液中の抗がん剤の影響を受けやすい．抗がん剤の投与により，血管を介して抗がん剤そのものやその代謝物質にCTZが直接刺激され，嘔吐中枢に刺激を伝達し，悪心・嘔吐を誘発する．

2 腹部求心性迷走神経を介する経路

　抗がん剤投与により，小腸粘膜にある腸クロム親和性細胞からセロトニン（5-HT）が分泌される．セロトニンが消化管粘膜にある$5-HT_3$受容体を介して，迷走神経および交感神経を経て嘔吐中枢を刺激する．また，抗がん剤投与により腸クロム親和性細胞内に存在するサブスタンスPの分泌が促進され，NK_1受容体に結合することにより悪心・嘔吐が誘発される．

3 大脳皮質を介する経路

　感覚や精神的因子により誘発されるもので，患者が過去に受けた化学療法に対して不快なイメージや体験や不安などをもっている場合，これら精神的因子が大脳皮質を介して嘔吐中枢を刺激する．

2 がん治療に伴う悪心・嘔吐の特徴

1 急性悪心・嘔吐

　抗がん剤投与後24時間以内に発現するもので，原因としてCTZを介する経路と腹部求心性迷走神経を介する経路が考えられる．

2 遅発性悪心・嘔吐

　抗がん剤投与24時間以降に発現するもので，2～3日目が最も強く，1週間程度持続することがある．発現機序は不明だが，セロトニンの関与は少なく，胃や腸管運動の低下，脳浮腫，腸管内上皮細胞分解産物の血中への移行が原因として考えられている．

3 予期性（予測性）悪心・嘔吐

　抗がん剤投与前に発現する．大脳皮質を介する経路が原因と考えられている．前回の化学療法時の悪心・嘔吐マネジメントが不十分であった場合に出現することがある．

3 悪心・嘔吐のアセスメント

1 化学療法

■抗がん剤の催吐性リスクと制吐薬の使用状況の把握

　悪心・嘔吐に対しては積極的に薬剤を使用し，個々にあわせた予防対処を行っていくことが重要となる．使用する抗がん剤の悪心・嘔吐の発現リスクがどのレベルにあるかを把握し，そのレベルに適した制吐薬が使用されているか制吐薬治療ダイアグラムを参考に確認する（表2-3，2-4）[1]．

　アプレピタントはNK_1受容体拮抗薬であり，急性・遅発性悪心・嘔吐への効果が期待できる．また，デキサメタゾンの代謝消失を阻害するため，併用する際にはデキサメタゾンを減量する必要がある．

　新規の$5-HT_3$受容体拮抗薬であるパロノセトロンは半減期が約40時間と長く，遅発性悪心・嘔吐にも有効性が認められている．

　注意点として，アプレピタントやパロノセトロンを追加使用する際には薬剤費が上昇するため，状況にあわせて患者に説明する．具体的には，アプレピタント（イメンド®カプセルセット125 mg 1カプセル，80 mg 2カプセル）が11,789.8円，パロノセトロン（アロキシ®点滴静注バッグ0.75 mg/50 mL）が15,050円である（2015年5月現在）．

　デキサメタゾンは糖尿病患者や血糖値異常のある患者には増悪のおそれがあるため注

表 2-3 抗がん剤の催吐性リスク分類と制吐薬治療のダイアグラム（注射薬）

催吐リスク （制吐薬未使用 での催吐頻度）	薬剤・レジメン（注射）	制吐薬治療のダイアグラム
高度リスク （＞90％）	シスプラチン シクロホスファミド（＞ 1,500 mg/m²） ダカルバジン ドキソルビシン＋シクロホスファミド（AC） エピルビシン＋シクロホスファミド（EC）	【1日目】 ● アプレピタント 125 mg 内服薬 （もしくはホスアプレピタント 150 mg 注射薬を 1 日目のみ投与） ● 5-HT₃ 受容体拮抗薬注射薬 ● デキサメタゾン 9.9(6.6)mg 注射薬* 【2日目】 ● アプレピタント 80 mg 内服薬 ● デキサメタゾン 8 mg 内服薬 【3日目】 ● アプレピタント 80 mg 内服薬 ● デキサメタゾン 8 mg 内服薬 【4日目】（状況に応じて 5 日目も投与可） ● デキサメタゾン 8 mg 内服薬 ※アプレピタントを使用しない場合は 1 日目のデキサメタゾン注射薬は 13.2～16.5 mg とする
中等度リスク （30～90％）	カルボプラチン シクロホスファミド（≦ 1,500 mg/m²） ダウノルビシン ドキソルビシン エピルビシン イホスファミド イリノテカン メトトレキサート（250～1,000 mg/m²） オキサリプラチン（≧ 75 mg/m²）	【1日目】 ● 5-HT₃ 受容体拮抗薬注射薬 ● デキサメタゾン 9.9(6.6)mg 注射薬* 【2日目】 ● デキサメタゾン 8 mg 内服薬 【3日目】（状況に応じて 4 日目も投与可） ● デキサメタゾン 8 mg 内服薬 ※デキサメタゾンを積極的に使用できない場合はデキサメタゾン 2～4 日間の代わりに 5-HT₃ 受容体拮抗薬 2～4 日間を追加する ●カルボプラチン・イホスファミド・イリノテカン・メトトレキサートなど使用時 【1日目】 ● アプレピタント 125 mg 内服薬 ● 5-HT₃ 受容体拮抗薬注射薬 ● デキサメタゾン 4.95(3.3)mg 注射薬* 【2日目】 ● アプレピタント 80 mg 内服薬 ● デキサメタゾン 8 mg 内服薬（状況に応じて 2 日目～4 日目に投与可） 【3日目】 ● アプレピタント 80 mg 内服薬
軽度リスク （10～30％）	ドセタキセル エトポシド フルオロウラシル ゲムシタビン メトトレキサート（50～250 mg/m²） パクリタキセル	【1日目】 ● デキサメタゾン 6.6(3.3)mg 注射薬*

・状況に応じ，補助薬としてメトクロプラミドやロラゼパムや H₂ ブロッカーまたはプロトンポンプ阻害薬の併用を検討．
・アプレピタント使用時は 5 日目まで処方可能（80 mg を 2 日間追加）．
*デキサメタゾン注射薬の括弧内は代替量．

（日本癌治療学会（編）：制吐薬適正使用ガイドライン．金原出版，2010）

表 2-4 抗がん剤の催吐性リスク分類と制吐薬治療のダイアグラム（内服薬）

催吐リスク (制吐薬未使用 での催吐頻度)	薬剤(内服)	制吐薬治療のダイアグラム
高度リスク (＞90％)	プロカルバジン	・何らかの支持療法→休薬→減量を行う ・支持療法としてはメトクロプラミドやドンペリドンの内服や場合によってはプロクロルペラジンやロラゼパムなども併用される
中等度リスク (30～90％)	シクロホスファミド エトポシド イマチニブ ビノレルビン	
軽度リスク (10～30％)	カペシタビン ニロチニブ UFT(テガフール・ウラシル) ドキシフルリジン TS-1(ティーエスワン) 6MP(メルカプトプリン) ソブゾキサン	

〔日本癌治療学会(編)：制吐薬適正使用ガイドライン．金原出版，2010〕

意して使用し，必要に応じて代替薬を検討する．保険適用未承認だがオランザピンは遅発性悪心・嘔吐を抑制できるものの，著しい血糖値上昇をきたす可能性があるため，糖尿病患者には禁忌である．予期性悪心・嘔吐には，ロラゼパムやアルプラゾラムといった抗不安薬を化学療法前日の夜と当日朝に内服すると効果が期待できる．

■ 悪心・嘔吐を誘発するリスク因子

表 2-5[2)]のリスク因子を参考に情報収集し，患者側の悪心・嘔吐の発現リスクを把握する．

■ 悪心・嘔吐に対する理解やセルフマネジメント

抗がん剤による悪心・嘔吐の発現の可能性や発生時期，対処法に関する理解度を確認する．化学療法における悪心・嘔吐のセルフマネジメントだけではなく，つわりや乗り物酔いをしたときの対処法なども役立つことがある．

■ 身体症状

食欲低下，味覚・嗅覚変化，睡眠状態，倦怠感・疲労感やめまいは悪心・嘔吐に影響する．嘔吐により脱水や電解質異常を生じている場合には，さらに悪心・嘔吐が増悪する．

抗がん剤の影響以外でも便秘，腸閉塞，腹水貯留，食道狭窄などといった消化管狭窄や閉塞，感染でも悪心・嘔吐が生じるため，鑑別し，それぞれの原因に応じた対処を行っていくことが必要である．

■ 悪心・嘔吐の評価

医療者が共通言語で症状を共有できるように，有害事象共通用語規準(CTCAE)などのツールを使用する(表 2-6)．

症状の程度だけではなく，出現パターンや時期を生活習慣と併せてアセスメントすることが重要である．

表 2-5 化学療法に伴う悪心・嘔吐（CINV）のベースラインアセスメント

アセスメント	はい	いいえ
年齢 50 歳未満		
女性		
妊娠期間の悪心・嘔吐歴		
乗り物酔い歴		
1 日の飲酒が 1 回以下		
高い不安レベル		
以前の CINV 歴		
化学療法の高〜中等度の催吐性		
治療前の患者の悪心の予測		
身体検査結果の記録		
検査値の確認		
最近の処方の確認		
体液量の状態の評価		
以前の介入の評価		

注）Booth ら（2007）；Wickham（2004）の情報に基づいて作成．
（鈴木志津枝，小松浩子（監訳）：がん看護 PEP リソース．p.65，医学書院，2013）

表 2-6 悪心・嘔吐の測定ツール（CTCAE v4.0-JCOG）

CTCAE v4.0 Term 日本語	CTCAE v4.0 Term	Grade 1	Grade 2	Grade 3	Grade 4	Grade 5	注釈
悪心	Nausea	摂食習慣に影響のない食欲低下	顕著な体重減少、脱水または栄養失調を伴わない経口摂取量の減少	カロリーや水分の経口摂取が不十分；経管栄養/TPN/入院を要する	－	－	ムカムカ感や嘔吐の衝動
嘔吐	Vomiting	24 時間に 1〜2 エピソードの嘔吐（5 分以上間隔が開いたものをそれぞれ 1 エピソードとする）	24 時間に 3〜5 エピソードの嘔吐（5 分以上間隔が開いたものをそれぞれ 1 エピソードとする）	24 時間に 6 エピソード以上の嘔吐（5 分以上間隔が開いたものをそれぞれ 1 エピソードとする）；TPN または入院を要する	生命を脅かす；緊急処置を要する	死亡	胃内容が口から逆流性に排出されること

（日本臨床腫瘍研究グループ（2015）．有害事象共通用語規準 v4.0 日本語訳 JCOG 版（CTCAE v4.0-JCOG 2015 年 3 月 10 日版）．http://www.jcog.jp/doctor/tool/CTCAEv4J_20150310.pdf より一部抜粋）

表 2-7 放射線治療による悪心・嘔吐の催吐性リスク分類

悪心・嘔吐の催吐性リスク分類(頻度)	放射線照射部位	制吐薬治療
高度リスク(>90%)	全身照射	グラニセトロンまたはオンダンセトロンの単独投与あるいはデキサメタゾンとの併用
中等度リスク(60〜90%)	上腹部	5-HT$_3$受容体拮抗薬の予防投与
軽度リスク(30〜59%)	胸部下部，骨盤，頭蓋(radiosurgery)，頭蓋脊髄	5-HT$_3$受容体拮抗薬の予防投与または発現後投与
最小度リスク(<30%)	頭頸部，四肢，頭蓋，乳房	5-HT$_3$受容体拮抗薬またはドパミン受容体拮抗薬の発現後投与

表 2-8 悪心・嘔吐時の食事の工夫(1)―生活の中での工夫

- 食事前のうがい
- 冷ましてから食べる
- 少量に盛り付ける
- よく噛んでゆっくりと
- 少量ずつを数回に分けて食べる
- 無理して食べない
- 食後2時間は座って安静にする
- 化学療法当日はそれにあわせた食事を
- 準備を省力化
- 食べる場所を変える
- 心身のリラックス
- 締めつける服装を避ける
- 気になるにおいを避ける

2 放射線療法

急性有害反応である放射線宿酔の一症状として悪心・嘔吐が出現することがある．照射当日から数日の時期に発症することが多く，一過性である．出現のメカニズムは抗がん剤による悪心・嘔吐と同様であり，CTZや腹部求心性迷走神経を介する経路である．照射部位により悪心・嘔吐や催吐のリスクを把握し，制吐薬治療を検討していく(表2-7)．

2 悪心・嘔吐時の食事の工夫

1 悪心・嘔吐時の生活の中での工夫(表2-8)

■食事前にうがいをする
歯磨きをしてから，氷水やレモン水，お茶などでうがいをする．気分もスッキリし，口腔内の不快臭も減る．

■冷ましてから食べる
温かい食べ物はにおいを発しやすいので，冷ますことでにおいを飛ばすと食べやすくなる．

■ **少量に盛り付ける**
　通常の量で盛り付けてあると，見ただけで気持ち悪くなることがある．小さい器に少量盛り付けることで，食べられたという満足感にもつながる．

■ **食事はよく噛んでゆっくりと**
　よく噛むことで消化を助け，食べた満足感にもつながる．

■ **少量ずつを数回に分けて食べる**
　1回の食事量を減らすことで胃への負担を減らす．食べられるときにすぐ食べられるように，一口大のおにぎりやサンドイッチなどを用意しておく．

■ **無理して食べない**
　食事の時間にとらわれず，悪心・嘔吐の出現パターンにあわせた食事時間を検討する．無理に食事をすることで悪心・嘔吐を誘発したり，ストレスにつながる．

■ **食後2時間は座って安静にする**
　食後に横になると消化を妨げるので，上半身を起こした状態でくつろぐ．

■ **化学療法当日の食事**
　治療前の食事は軽いものにし，2～3時間前に食べておく．治療後しばらくは胃腸を刺激しないように固形物を避ける．

■ **においを抑えた食事の準備**
　においを抑えるため台所の換気を行う．電子レンジを使用したり，冷凍食品やレトルト食品や市販のお惣菜などを利用し，調理時間の短縮を図るのも1つの方法である．

■ **食べる場所を変える**
　いつもとは違う場所で食事をすることで気分転換となる．特に入院中はベッドサイドで食事をすることが多くなりがちなので，食事のできる場所を検討する．

■ **心身のリラックス**
　散歩や腹式呼吸をしたり，音楽を聴いたり，誰かと話をしたりといった，気分転換をしながら，ゆったりと過ごせるよう心がける．

■ **締めつける服装を避ける**
　胸や胃を締めつけない，ゆったりした服装(下着も含む)で過ごす．

■ **気になるにおいを避ける**
　においで悪心・嘔吐が誘発されることがある．汗・タバコ・芳香剤・排気ガス・香水・ペット・家庭ゴミといったにおいは症状を起こしやすいので避ける．

2 悪心・嘔吐時の料理・食材の工夫 (表2-9)

■ **胃への負担の少ない食べ物を**
　お粥や柔らかくゆでた麺がよい．野菜では，煮ると柔らかくなる大根，人参，カブ，キャベツ，青菜類などが胃への負担が少ない．

■ **冷たく，口当たりのよい，飲み込みやすいものを**
　アイスクリーム，シャーベット，ゼリー，果物(パイナップルは繊維質が多いので避ける)，冷たい麺類，卵豆腐，冷奴などがよい．
　注)オキサリプラチンを使用している場合，1週間程度は冷たい食べ物や飲み物によって急性末梢神

表 2-9　悪心・嘔吐時の食事の工夫(2)—料理・食材の工夫

- 胃への負担の少ない料理を
- 冷たく，口当たりのよい，飲み込みやすいものを
- いろいろな食材や調味料を使わずシンプルな料理に
- 食材のくさみをとる
- 嘔吐時には水分摂取
- 濃厚流動食や経腸栄養剤も利用
- 消化の悪い食材は控える

表 2-10　控えたい食品と料理

食物繊維の多い食べ物	水溶性食物繊維でも，ぬめりのある海藻や山芋は胃にあまり負担を与えない．不溶性食物繊維の多い野菜や根菜，豆の皮は控える． 例：キノコ，ゴボウ，タケノコ，ゴボウ
脂肪の多い食べ物	加熱されたり，空気に触れて酸化された脂肪はできるだけ避ける．バターや生クリーム，ヨーグルト，マヨネーズなどの乳化脂肪は消化がよいので適量ならよい． 例：マグロのトロ，豚バラ肉，牛霜降り肉，青背魚の干物，揚げ物
香りの強い野菜	好みによる個人差が大きく，年配者では欧米産のハーブが苦手な人が多いようである． 例：セロリ，セリ，ニラ，ニンニク，香菜
においの立つ料理	吐き気を誘発しやすいのは，炊きたてのご飯，魚料理，煮物など．具材が多い煮物はいろいろなにおいが混じって不快に感じやすく，うすい味付けは濃い味付けよりにおいを感じやすい． 例：煮魚，炊飯中のにおい，薄味の煮物，焼き魚

〔山口建（監）：がん患者さんと家族のための抗がん剤・放射線治療と食事のくふう．女子栄養大学出版部，2007〕

経障害が誘発されるので避ける．

■ **いろいろな食材や調味料を使わずシンプルな料理に**

具材や調味料が多いと，いろいろなにおいが混ざってしまうので，1つの料理の食材は1〜2種類とし，塩味や酸味といったシンプルなものにする．また，砂糖やみりんなどを減らし，甘みを減らすのも工夫の1つである．

■ **食材のくさみをとる**

魚や肉を使った料理はくさみを消すために，酒や塩で下処理をしたり，味付けにショウガや梅，ユズなどを使ってみる．

■ **嘔吐時はこまめに水分を摂取する**

脱水を防ぐために，こまめな水分補給が必要である．電解質を含むミネラル飲料・水・お茶のほかに，スープ・味噌汁，水分の多い果物もよい．好きな飲み物を製氷器などで凍らせておくと，口に含みやすい．

■ **濃厚流動食や経腸栄養剤も利用**

濃厚流動食とは1 mLあたり1 kcal以上のエネルギーに調整された液状の食品である．カロリーメイト®やメイバランス®やテルミール®ミニなど，液体や半固形状といった形態の違うものがあり，栄養や味もさまざまなものがある．院内で採用されているもの以外に個人購入も可能なので，利用の際には栄養士に相談してみるとよい．経腸栄養

剤にはエンシュア・リキッド®やラコール®などがあり，医師の処方が必要である．通常の食事だけではカロリーや栄養素が不足する場合には，患者の好みにあわせ，これらの栄養剤や栄養補助食品を取り入れ，補給することも検討する．

■ 控えたい食品と料理

イカやタコや貝類は消化が悪く，避けたほうがよい．豆は消化が悪いが，豆腐や豆乳などの加工品は消化がよい（表2-10)[3]．

事例　悪心・嘔吐があっても無理に食事をしている患者への声かけ

悪心・嘔吐があっても，「食べないと体力が落ちてしまう」と無理に食事をしている患者は比較的多い．化学療法を受ける患者は，がんそのものによる症状や手術などの影響でやせてしまったことに不安を抱いている．やせたことで外見も変化し，筋力や体力も落ち，これまでの自分の体とは違うことを感じながら生活している．そのため，無理をしてでも食べ，自分の体を維持しようとする．このような患者に，「化学療法による悪心・嘔吐は数日で消失することが多いので，無理をして食べなくてもよい」と声をかけたところ「よかった，無理しなくてよかったんだ」と安堵の表情で返答があったのがとても印象的であった．

化学療法開始時に悪心・嘔吐の出現時期や対処については説明するが，患者はさまざまな不安や心配事を抱えているので，記憶に残らないこともある．その患者の悪心・嘔吐のパターンやセルフマネジメント能力を評価しながら，見通しや具体的な対処法を適宜提示していくことが重要である．

文献

引用文献
1) 日本癌治療学会（編）：制吐薬適正使用ガイドライン第1版．金原出版，2010．
2) Eaton LH, Tipton JM（Eds）：Putting Evidence into Practice：Improving Oncology Patient Outcomes. Oncology Nursing Society, 2009. Eaton LH, Tipton JM, Irwin M（Eds）：Putting Evidence into Practice：Improving Oncology Patient Outcomes, vol 2. Oncology Nursing Society, 2011 ／鈴木志津枝，小松浩子（監訳）：がん看護PEP リソース—患者アウトカムを高めるケアのエビデンス．医学書院，2013．
3) 山口建（監），静岡県立がんセンター，日本大学短期大学部食物栄養学科（編）：がん患者さんと家族のための抗がん剤・放射線治療と食事のくふう．女子栄養大学出版部，2007．

参考文献
1) 遠藤一司（監），鈴木賢一，中垣繁，米村雅人（編）：がん薬物療法の支持療法マニュアル—症状の見分け方から治療まで．南江堂，2013．
2) 福生吉裕：病気の人の食事ケア—病態別食欲増進のポイント．プリメド社，2003．
3) 濱口恵子，本山清美（編）：がん化学療法ケアガイド．中山書店，2007．
4) 飯野京子，森文子（編）：安全・確実・安楽ながん化学療法ナーシングマニュアル．医学書院，2009．
5) 井上俊彦，山下孝，齋藤安子（編）：がん放射線治療と看護の実践．金原出版，2011．
6) 石岡千加史，伊奈侊子，上原厚子（編）：徹底ガイドがん化学療法とケアQ&A．総合医学社，2008．
7) 勝俣範之，中山優子（監）：抗がん剤・放射線治療を乗り切り，元気いっぱいにする食事116．主婦の友社，2012．

8) 西篠長宏, 渡辺孝子(編) : がん化学療法看護. 南江堂, 2007.
9) 佐々木常雄, 岡元るみ子(監), 新井敏子, 春藤紫乃(編) : そこが知りたい！ がん化学療法とケアQ&A. 総合医学社, 2011.
10) 田中登美(編) : 外来がん化学療法. 学研メディカル秀潤社, 2010.

(上野 裕美)

Column

カレーライスは強い味方！

　大腸がんの転移により，外来化学療法を受けているCさん(50歳代，男性)．地元の建設会社で現場監督を担当している．

　Cさんは治療当日の夕方から数日間，口腔内の苦味があり，うま味や塩味も感じにくいなどの味覚変化症状がみられている．治療経過が長いFさんに，味覚変化症状出現時の食事の工夫についてたずねた．

　「俺の場合はカレーだね．治療した日の夕方から3日間くらい口が苦いのだけど，カレーを食べているときは不思議と苦味が気にならないんだよ．だから，治療のあとは現場に移動するついでにカレー屋に寄って，カレーばっかり食べているよ．旨いかまずいかはよくわからないのだけど，香りと辛さで何とかなるんだよ．カレーというのは不思議なもので，どの店に入ってもまずくて食べられないということがないでしょ．テンポよく食べられるせいか，量もしっかり食べられる．あとは，牛丼とか親子丼とかの丼物もいいね．丼物も少し汁気があって，一気に食べられるっていうのがいいのだと思うよ」と語ってくれた．

(狩野太郎)

3 がん治療に伴う口腔粘膜障害

口腔粘膜炎は，さまざまな疾患やがんの治療に伴い高頻度に発生する症状であり，疼痛の原因となり経口摂取困難に陥るなど，苦痛の強い症状である．また二次感染のリスクを増大させ，化学療法や放射線療法の中断や治療計画変更などを招くこともある．そのため，予防・治療について積極的なチーム医療を行うことが不可欠である．

1 化学療法に伴う口腔粘膜障害の発生メカニズム

化学療法に伴う口腔粘膜障害は，非感染性・感染性の口腔粘膜炎が特徴である．そして化学療法患者の約40％程度に認められる有害反応であり，疼痛や経口摂取低下につながり患者のQOLを著しく損なう[1,2]．

1 口腔粘膜炎の発生メカニズム

がん化学療法による口腔粘膜炎は2つの機序により発生する．

1 非感染性

化学療法の薬剤による直接作用（粘膜が直接破壊され，生理的な粘膜再生が阻害される），フリーラジカル（活性酸素）の発生による粘膜細胞の障害，歯牙や義歯による口腔粘膜の損傷により発生する．

2 感染性

抗がん剤治療に伴う造血障害のため，白血球・好中球が減少することによる細菌感染，リンパ球や体液性免疫の減少による真菌やウイルスの感染により発生する．

2 化学療法時の口腔粘膜障害の特徴

口腔粘膜障害の出現は，口腔粘膜炎を起こしやすい薬剤の使用（**表2-11**）や頭頸部の放射線療法併用など治療法の影響も大きい．また，抗がん剤の投与量にも関係し，大量化学療法時には口腔粘膜炎の発生頻度は高くなる．また患者の体質，既往歴などさまざまな因子に依存する[2]．

表 2-11　口腔粘膜炎を起こしやすい抗がん剤

一般名	商品名
アルキル化剤	
ブスルファン(BUS)	マブリン
シクロホスファミド(CPA)	エンドキサン
イホスファミド(IFM)	イホマイド
メルファラン(L-PAM)	アルケラン
プロカルバジン塩酸塩(PCZ)	塩酸プロカルバジン
白金製剤	
シスプラチン(CDDP)	ブリプラチン，ランダ
カルボプラチン(CBDCA)	パラプラチン
代謝拮抗薬	
カペシタビン	ゼローダ
シタラビン(Ara-c)	キロサイド
フルオロウラシル(5-FU)	5-FU
フルダラビンリン酸エステル(F-ara-A)	フルダラ
ゲムシタビン塩酸塩(GEM)	ジェムザール
メトトレキサート(MTX)	メソトレキセート
ペメトレキセドナトリウム水和物	アリムタ
メルカプトプリン水和物(6-MP)	ロイケリン

一般名	商品名
抗腫瘍性抗生物質	
アクチノマイシン D(ACT-D)	コスメゲン
ブレオマイシン塩酸塩(BLM)	ブレオ
マイトマイシン C(MMC)	マイトマイシン
ドキソルビシン塩酸塩(DXR)	アドリアシン
イダルビシン塩酸塩(IDR)	イダマイシン
タキサン系	
ドセタキセル(DTX)	タキソテール
パクリタキセル(PTX)	タキソール，アブラキサン
トポイソメラーゼ阻害剤	
エトポシド(VP-16, ETP)	ラステット，ベプシド
ノギテカン塩酸塩	ハイカムチン
イリノテカン塩酸塩水和物(CPT-11)	トポテシン，カンプト

2 放射線療法に伴う口腔粘膜障害の発生メカニズム

　放射線療法を受ける患者では，照射野内(頭頸部がんや頭頸部領域に限局するリンパ節)の粘膜に有害反応が生じる．そのため，放射線療法に伴う口腔粘膜障害は，頭頸部腫瘍や頸部リンパ節への照射に伴い高頻度に発生する症状である．また放射線皮膚障害の発生よりも低い線量で出現する．

1 発生メカニズム

　口腔粘膜の基底細胞(粘膜上皮細胞を産生する幹細胞)が放射線によりダメージを受けることで粘膜再生プロセスが阻害され，口腔粘膜障害が発生する[3,4]．さらに照射野内に唾液腺が含まれていると，唾液腺は放射線によりダメージを受け(唾液腺の腺房の萎縮，崩壊，消失など)，唾液分泌障害を招き[5]，口腔内乾燥を引き起こす．

2 放射線療法時の口腔粘膜障害の特徴

　口腔粘膜障害は，治療期間中から治療終了数か月後に発生する急性障害と，治療終了

後数か月以上経ってから発生する晩期障害の2つに大別される[6]．

　放射線は粘膜感受性が高く，特に口腔，咽頭の粘膜反応は比較的早期から出現し，放射線治療開始第1週（累積放射線量10 Gy程度）でも唾液分泌障害や口腔内乾燥の自覚症状は出現しており[7]，予定の治療が完遂できるように粘膜障害の予防や早期の対処が必要である．また，口腔や食道の粘膜障害によって，食に関する問題が起こりやすく，患者の栄養状態や電解質バランスの変調，内服薬の副作用などから味覚変化も発生しやすくなる[8]．

3 口腔粘膜障害のアセスメント

　口腔内乾燥や口腔粘膜炎については，米国 National Cancer Institute（NCI）の有害事象共通用語規準（CTCAE）（表2-12）が広く用いられている．また，口腔機能や口腔衛生状態に関する詳細なアセスメントツールとして口腔アセスメントガイド（Oral Assessment Guide；OAG）（表2-13）などの測定ツールが活用できる[9]．

表2-12 口腔粘膜障害の評価指標（CTCAE v4.0-JCOG）

CTCAE v4.0 Term 日本語	CTCAE v4.0 Term	Grade 1	Grade 2	Grade 3	Grade 4	Grade 5	注釈
口内乾燥	Dry mouth	症状があるが，顕著な摂食習慣の変化がない（例：口内乾燥や唾液の濃縮）；刺激のない状態での唾液分泌量が＞0.2 mL/分	中等度の症状がある；経口摂取に影響がある（例：多量の水，潤滑剤，ピューレ状かつ／または柔らかく水分の多い食物に限られる）；刺激のない状態での唾液分泌量が0.1〜0.2 mL/分	十分な経口摂取が不可能；経管栄養またはTPNを要する；刺激のない状態での唾液分泌量が＜0.1 mL/分	—	—	口腔内の唾液分泌の低下
口腔粘膜炎	Mucositis oral	症状がない，または軽度の症状がある；治療を要さない	中等度の疼痛；経口摂取に支障がない；食事の変更を要する	高度の疼痛；経口摂取に支障がある	生命を脅かす；緊急処置を要する	死亡	口腔粘膜の炎症
唾液管の炎症	Salivary duct inflammation	わずかな唾液の濃縮；わずかな味覚の変化（例：金属味）	濃い，ねばつく，べとべとする唾液；顕著な味覚の変化；食事の変更を要する；唾液分泌関連症状；身の回り以外の日常生活動作の制限	急性唾液腺壊死；高度の唾液分泌関連症状（例：濃縮した唾液／口腔内分泌物またはのどが詰まる）；経管栄養またはTPNを要する；身の回りの日常生活動作の制限；活動不能／動作不能	生命を脅かす；緊急処置を要する	死亡	唾液管の炎症

（日本臨床腫瘍研究グループ（2015）．有害事象共通用語規準 v4.0 日本語訳 JCOG 版（CTCAE v4.0-JCOG 2015年3月10日版）．http://www.jcog.jp/doctor/tool/CTCAEv4J_20150310.pdf より一部抜粋）

4 口腔粘膜障害の予防・対応

1 口腔粘膜障害の予防

　口腔粘膜障害の予防の第一は口腔内を清潔に保つことである．日和見病原菌が常在するバイオフィルムや舌苔を除去することで，粘膜炎の頻度が低下するとの報告もある[10]．
　口腔の清潔の実際として，歯垢の除去（歯ブラシ，歯間ブラシ，デンタルフロスにより除去），義歯の管理（ブラシによる歯垢除去と化学的洗浄剤の使用，煮沸），口腔洗浄（含嗽液を使用しての含嗽，あるいは綿棒またはガーゼによる清拭），舌苔の除去（ブラシあるいはガーゼによる機械的な除去）が重要である．また，口腔内乾燥に対する治療として人工唾液（サリベート®）や口腔乾燥症状改善薬（サラジェン®）などを使用したり，保湿効果のある口

表 2-13 口腔アセスメントガイド

区分	評価ツール	測定方法	評価段階と評価内容 1	評価段階と評価内容 2	評価段階と評価内容 3
声	聴覚	患者との会話	正常	正常よりも低い声，またはかすれ声	会話困難，または痛みを伴う
嚥下	観察	患者に嚥下を促す 舌の後方部分に軽く舌圧子を置き，下方へ押すことで咽頭反射を検査	正常な嚥下	嚥下時痛	嚥下不能
口唇	視診/触診	口唇を観察し，触診	なめらか，ピンク色，湿潤	乾燥または亀裂	潰瘍または出血
舌	視診/触診	舌を観察し，触診	ピンク色，湿潤，乳頭が確認できる	苔舌，舌乳頭の減少 発赤の有無は問わない 光沢あり	水疱または亀裂
唾液	舌圧子	口腔内に舌圧子を挿入し，舌の中央と口腔底に触れる	水様	濃い，粘稠性	唾液分泌が認められない
粘膜	視診	粘膜を観察	ピンク色，湿潤	潰瘍はないが，発赤または苔舌（白色増加）	潰瘍形成 出血の有無は問わない
歯肉	舌圧子，視診	舌圧子の先端で歯肉を軽く押す	ピンク色，スティプリングがある，硬い	浮腫 発赤の有無は問わない	自然な出血，または圧迫による出血
歯または義歯（または義歯装着部位）	視診	歯または義歯装着部位を観察	清潔で，食物残渣なし	局所的な歯垢や残渣（歯間）	歯肉線または義歯装着部位の歯垢や残渣

（Eaton LH, Tipton JM（Eds）: Putting Evidence into Practice: Improving Oncology Patient Outcomes. Oncology Nursing Society, 2009. Eaton LH, Tipton JM, Irwin M（Eds）: Putting Evidence into Practice: Improving Oncology Patient Outcomes, vol 2. Oncology Nursing Society, 2011 ／鈴木志津枝，小松浩子（監訳）: がん看護 PEP リソース―患者アウトカムを高めるケアのエビデンス．pp.198-220, 医学書院，2013.）

> **表 2-14** 口腔粘膜障害の予防

口腔内を清潔に保つ
- 歯垢の除去：歯ブラシ，歯間ブラシ，デンタルフロス
- 義歯の管理：ブラシ，化学的洗浄剤，煮沸
- 口腔洗浄：含嗽液，綿棒やガーゼによる清拭
- 舌苔の除去：ブラシ，ガーゼ

口腔乾燥に対する治療
- 人工唾液(サリベート®)や口腔乾燥症状改善薬(サラジェン®)
- 保湿効果のある口腔ケア用品

> **表 2-15** 口腔粘膜炎治療薬(例)

- アフタゾロン®口腔用軟膏 0.1%
- アフタッチ®口腔用貼付剤 25μg
- 含嗽液
  - アズノール®うがい液 4%
  - アズノール・キシロカイン含嗽液
    - アズノール®錠 2 mg　　　5錠
    - 4%キシロカイン®液　　　5 mL
    - 滅菌精製水　　　　　　500 mL
  - PAG液
    - プロマック®D75 mg　　　7錠
    - 注射用水　　　　　　　　5 mL
    - アルロイドG　　　　　　205 mL
  - アロプリノール含嗽液
    - ザイロリック®　　　　　500 mg
    - ポリアクリル酸ナトリウム　500 mg
    - 滅菌精製水　　　　　　500 mL

腔ケア用品などを使用することもよい(**表 2-14**).

2 口腔粘膜障害の疼痛マネジメント

　口腔粘膜炎の疼痛マネジメントは口腔粘膜炎症状緩和にとって重要であり，局所麻酔薬(キシロカイン®)含有の含嗽液や(**表 2-15**)，NSAIDs を使用して疼痛緩和に努め，口腔内の清潔が保てるようにケアを継続することが必要である．しかし，疼痛緩和が困難な場合には，患者の QOL 維持や治療完遂のためにも疼痛緩和が必要であることを説明し，積極的にオピオイドを使用していく[11]．

5 口腔粘膜障害時の食事の工夫

　抗がん剤の治療や放射線療法を受ける患者は治療の影響から唾液の分泌も少なくなり，口腔内乾燥や，味覚変化などを引き起こす．口腔内乾燥時には，刺激のあるもの

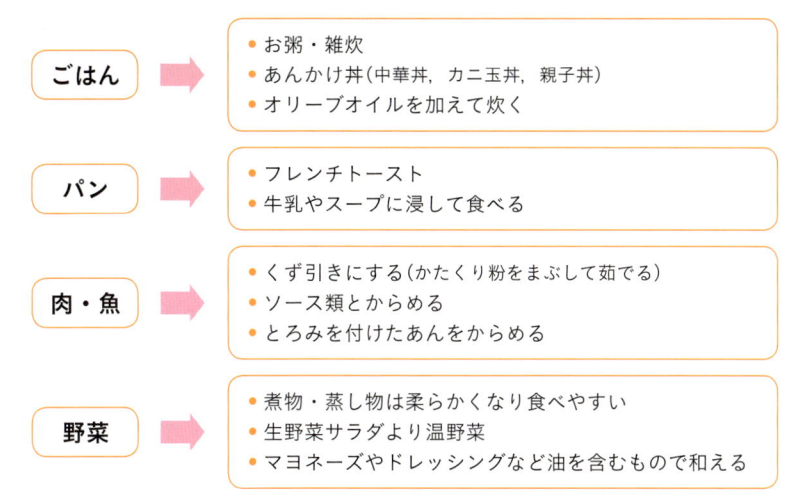

ごはん	→	・お粥・雑炊 ・あんかけ丼(中華丼，カニ玉丼，親子丼) ・オリーブオイルを加えて炊く
パン	→	・フレンチトースト ・牛乳やスープに浸して食べる
肉・魚	→	・くず引きにする(かたくり粉をまぶして茹でる) ・ソース類とからめる ・とろみを付けたあんをからめる
野菜	→	・煮物・蒸し物は柔らかくなり食べやすい ・生野菜サラダより温野菜 ・マヨネーズやドレッシングなど油を含むもので和える

図 2-4　調理の工夫

〔食と栄養トータルケアプロジェクトチーム：がん患者さんを支える 食と栄養トータルケア がん患者さんのためのレシピと工夫．pp.24-28, 千葉県がんセンター, 2013.〕

(熱い，辛い，酸っぱい，固い)を避け，ペーストや流動物になっているものが食べやすい．

　また，口腔粘膜障害発症時には咀嚼や温・冷・酸味や辛みなどの物理的刺激による疼痛や炎症の悪化を防止するため，刺激物を避け，噛まずに食べることができ，のどごしのよいものを提供するとよい[12]．

調理の工夫

　調理の工夫として，例えばトーストをフレンチトーストに，パンをオニオングラタンスープにするなど水分を多く含む調理法に変更したり，とろみのついたあんやソースをからめたり，オムレツをあんかけカニ玉に，野菜炒めをあんかけ炒めなどにする．適度な油分でコーティングすると飲み込みやすい(図 2-4)[13]．必要に応じて栄養サポートチーム(NST)との連携や，患者，家族へのセルフケアも併せて行いたい．

事例　抗がん剤投与で口腔粘膜炎が出現した肺がん患者

事例

Aさん　80歳代，男性
診断名：左肺がん(扁平上皮がん)(T2aN3M1b stage IV)

現在までの経過：nab-アブラキサン1クール目投与後，6日目にGrade 3の口腔粘膜炎が出現(以前より食欲低下はあったが，治療後，強い痛みのため食事の経口摂取ができなくなった)
主訴：口の中が腫れぼったい．飲み込むのも痛い

疼痛緩和のためロピオン®点滴静注と塩酸モルヒネ皮下注射をレスキューとして使用

し，口腔ケアとしてアズノール・キシロカイン含嗽液を使用した．7日目にはWBC：200/μL，Plt：$2.7×10^4$/μLと骨髄抑制もみられ，G-CSF製剤の使用や血小板輸血も行われた．9日目には会話も困難となったため筆談でコミュニケーションをとり，嚥下時痛のため食事が嚥下できず咀嚼したものを吐き出していた．口腔内の疼痛のため看護師による口腔ケアを受け入れることができなかったが，常に含嗽液をベッドサイドに準備しておくことで，自分のペースで含嗽を継続することができた．

13日目には経口食事摂取はできないものの飲水摂取が可能となり，氷水による含嗽を行ったり，患者が摂取できそうな形態の食事（濃厚流動食やプリンなど）を提供したりしたことで，徐々に経口摂取ができるようになった．根気強い口腔ケアの継続と，患者の状況にあわせた食事形態の変更を行い，最終的には軟菜食（全粥）をほぼ全量摂取することができるようになった．

■ 患者にあわせた含嗽液で口腔ケアを継続

1クール目の1日目のみの抗がん剤投与でありながら，Grade 3の口腔粘膜炎が出現した事例である．疼痛緩和のためにNSAIDsやオピオイドを積極的に使用し，口腔の清潔を保つために口腔ケアを継続し，症状緩和につなげることができた．Aさんには PAG 液（プロマック®＋アルロイドGの含嗽液）なども処方されたが，味や粘度がAさんにあわず，アズノール・キシロカイン含嗽液を継続使用した．

抗がん剤や放射線治療を受けている患者は，口腔粘膜障害以外にも悪心・嘔吐や味覚変化などを抱えている場合も多いため，患者の好みにあわせた含嗽液を使用し口腔ケアを継続することも重要である．また，骨髄抑制などの副作用から二次感染につながることも予測されるため，局所的な口腔ケアの継続のみならず全身評価も重要である．

文献

引用文献
1) 国立がん研究センター内科レジデント（編）：がん診療レジデントマニュアル，第5版．pp.379-382，医学書院，2010．
2) 百合草健圭志，大田洋二郎，駒井身知子：がん化学療法による口腔有害事象とその対処．がん看護 15：482-487，2010．
3) 菱沼貴生：放射線による皮膚・粘膜症状，宿酔．がん看護 16：290-294，2011．
4) 兼平千裕：放射線治療中にみられる急性有害反応．福田国彦，青木学，氏田万寿夫，ほか：系統看護学講座別巻 臨床放射線医学．pp.201-204，医学書院，2009．
5) 野上浩志：陽子線によるラット顎下腺の急性障害の組織学的研究．昭和歯学会雑誌 8（2）：152-160，1988．
6) 上野尚雄，大田洋二郎，遠藤貴子：がん放射線治療による口腔有害事象とその対処．がん看護 15(5)：488-492，2010．
7) 福富幸美，村瀬研也，藤井崇，ほか：放射線治療によって生じた口腔内乾燥症と唾液分泌障害の回復時期について．日本放射線技術学会雑誌 56(10)：1251-1255，2010．
8) 一守くみ子，近藤まゆみ：がん放射線治療の有害事象と症状緩和．嶺岸秀子，千﨑美登子，近藤まゆみ（編）：放射線治療を受けるがんサバイバーへの看護ケア．pp.28-41，医歯薬出版，2009．
9) Eaton LH, Tipton JM(Eds)：Putting Evidence into Practice: Improving Oncology Patient Outcomes. Oncology Nursing Society, 2009. Eaton LH, Tipton JM, Irwin M(Eds)：Putting Evidence into Practice: Improving Oncology Patient Outcomes, vol 2. Oncology Nursing Society, 2011／鈴木志津枝，小松浩子（監訳）：がん看護PEPリソース—患者ア

ウトカムを高めるケアのエビデンス．pp.198-220，医学書院，2013．
10) 南雲正男(編)：口内炎，口腔乾燥症の正しい口腔ケア．医薬ジャーナル社，2001．
11) 大田洋二郎，西村哲夫，全田貞幹：放射線治療と化学療法による口腔粘膜炎の症状緩和方法．看護技術 52：36-39，2006
12) 狩野太郎：がん患者の苦痛症状と緩和ケア―口内炎，嚥下困難．看護技術 52(14)：1067-1074，2006．
13) 食と栄養トータルケアプロジェクトチーム：がん患者さんを支える 食と栄養トータルケア がん患者さんのためのレシピと工夫．pp.24-28，千葉県がんセンター，2013．

参考文献
1) 黒木利恵：副作用緩和対策とセルフマネジメント支援のポイント―口内炎．看護技術 47(11)：1237-1240，2001

(細川 舞)

Column

あの味と香り，食感もたまらない！ ～焼き芋～

　乳がんの骨転移と肝転移のため2年前から外来化学療法を受けているDさん(40歳代，女性)．2年前の治療開始後に味覚変化が生じ，食べ物の味がすっかり変わってしまった，食べ物本来の味がしない，何を食べてもおいしくないなど，おいしく食べられない苦痛を訴えている．治療開始前は毎朝の楽しみであった紅茶がまずくて飲めなくなってしまった，好物の洋菓子を食べても少しもおいしくない，食べることは仕事だと思って味には期待をしないで食べている，とのことである．

　マカロニサラダや春雨サラダ，酢の物，ナポリタンスパゲティなどは比較的おいしく食べられるという患者が多いなど，いくつかのメニューを紹介してみたが，「あー，比較的食べやすいかもしれませんね．でも，おいしいとまではいきませんけど……」とあまりよい反応はみられなかった．

　「あとは，お芋類が好まれますね．ポテトサラダにコロッケ，天ぷら，それから焼き芋」と話すと，「そう！　焼き芋，私だけじゃなかったのですね，焼き芋！」と，Dさんは歓声を上げた．「あの味，あの色，あの香り．食感もたまらない！　蒸かし芋では全然ダメなのです．焼き芋，最高！」

　これまで筆者は，焼き芋の話題が出たとたんに身を乗り出して話し始める患者に多数出会ったが，Dさんの「焼き芋愛」はとりわけ印象深かった．

(狩野太郎)

4 化学療法に伴う味覚変化

味覚変化の辛さを理解する

　味覚変化は，化学療法を受けるがん患者にとって最も身近な副作用の1つであり，3～7割の患者にみられると報告されている[1〜3]．
　化学療法に伴う味覚変化は，食べ物の味が感じにくくなったり，口腔内に苦味や金属味などの不快な味を感じたり，何を食べてもいやな味がするなどさまざまな症状がみられる[4,5]．また，食べ物のにおいに嫌悪感を感じたり苦味に対して敏感になる[6]，肉類や油ものに嫌悪感を感じたり，食欲低下や悪心などの不快症状を伴うことが多いのも特徴的である[5]．化学療法に伴う味覚変化は，食べる楽しみの消失や家事への支障，孤独感などをもたらし[5]，食事摂取量の低下や低栄養の原因となることが指摘されている[6]．このように，化学療法に伴う味覚変化は高頻度に生じ，身体・心理・社会的な苦痛をもたらすため，味覚変化への対応は化学療法看護に不可欠な事項である．
　本項では，味覚変化症状の特徴と症状のメカニズムについて解説し，筆者らが開発した評価スケールを用いた症状アセスメント，症状にあわせた食事の工夫について紹介する．

1 化学療法に伴う味覚変化のメカニズム

味覚変化に関与するもの

　化学療法に伴う味覚変化のメカニズムについては不明な部分が多いが，味覚障害診療に関する専門書[7〜9]の記述や化学療法に伴うほかの副作用などを総合すると，味細胞の障害，味物質の到達障害，味覚伝導路障害，唾液とともに分泌された化学療法薬やその代謝物の味，嗅覚変化，食感の変化などが関与していると考えられる（表2-16）．

味細胞の障害

　味細胞の障害としては，味細胞の再生に重要な役割をはたす体内の亜鉛が薬剤とキレート結合して体外に排出されることによる亜鉛欠乏の影響が大きいことが指摘されている[8]．

表 2-16 化学療法に伴う味覚変化のメカニズム

原因	特徴
味細胞の障害	・化学療法に伴う味細胞の再生障害 ・体内の亜鉛が薬剤とキレート結合して体外に排出されることによる亜鉛欠乏
味物質の到達障害	・化学療法に伴う唾液の減少や口腔乾燥 ・口腔粘膜の障害や舌苔による味孔の閉鎖
味覚伝導路障害	・化学療法に伴う末梢神経障害
薬剤や代謝物の味	・化学療法薬やその代謝物がもつ苦味や金属味を口腔で感じる
嗅覚の変化	・化学療法に伴う嗅覚変化による風味障害
食感の変化	・口腔粘膜炎や舌炎,末梢神経障害に伴う食感(テクスチャー)の変化
嗅覚嫌悪や味覚嫌悪を特徴とする生体防御機構*	・つわりや二日酔によく似た症状で,においや苦味に過敏となり,悪心や食欲低下を伴う ・ごはん,油物,肉や魚の焦げたにおい,タバコや香水のにおいが特に不快 ・苦味や酸味など,本来動物にとって腐敗のシグナルとなる味覚に敏感になる ・タンパク質や脂質の摂取を回避し,消化吸収のよい糖質への嗜好が高まる

*症状の特徴から推測されるメカニズム.
〔狩野太郎:症状評価スケールを用いた評価と症状に合わせた対処の工夫.がん看護 18(4):419-424, 2013.より一部改変〕

生体防御機構の一部としての味覚変化

　味覚変化を抱える250名の化学療法患者の協力を得て筆者らが行った調査[10]からは,生体防御機構の一部と推測される症状の存在も明らかとなった.これは,つわりや二日酔いにも似た症状で,においや苦味に過敏となって食物への嫌悪感が出現し,悪心や食欲の低下を伴う味覚変化である.

　化学療法に伴う悪心や嘔吐は,毒物である化学療法薬成分を体内から排除するための生体防御反応と解釈できるが[11],毒や腐敗のシグナルである苦味や不快なにおいに過敏になり食欲の低下を伴う味覚変化もまた,毒物摂取を抑制しようする生体防御反応と解釈することができる.

　これらの症状は,化学療法の当日に出現して数日の間に消失することから,悪心や嘔吐と同様に,消化管粘膜上皮の腸クロム親和細胞(EC細胞)からのセロトニンの遊離や迷走神経を介した中枢神経の刺激が関与していると推測される.近年の研究からは,EC細胞に苦味を感知する受容体が存在し,毒物や栄養素の情報を迷走神経を介して中枢に伝え,摂食行動や消化吸収に関与していることが明らかとなっている[12,13].

頻度の高い味覚変化症状

　化学療法中の患者に高頻度にみられる味覚変化症状を図2-5に示した[14].これらの症状から,味覚変化症状の原因やメカニズムを考えてみたい.

自発性異常味覚

　口の中に何も入っていないのに嫌な味や苦味を感じる「自発性異常味覚」が最も多くみられ,この症状は化学療法の当日から3日頃まで続くことから,化学療法薬やその

症状	割合
口内で嫌な味がする（自発性異常味覚）	30.6%
食べ物本来の味がしない（異味症）	29.9%
食べ物の味が感じにくい（味覚減退）	29.9%
口内が苦い（自発性苦味）	22.8%
何を食べても嫌な味がする（悪味症）	20.4%
食べ物の香りがわからない（風味障害）	19.9%
何を食べても苦く感じる（錯味）	14.9%

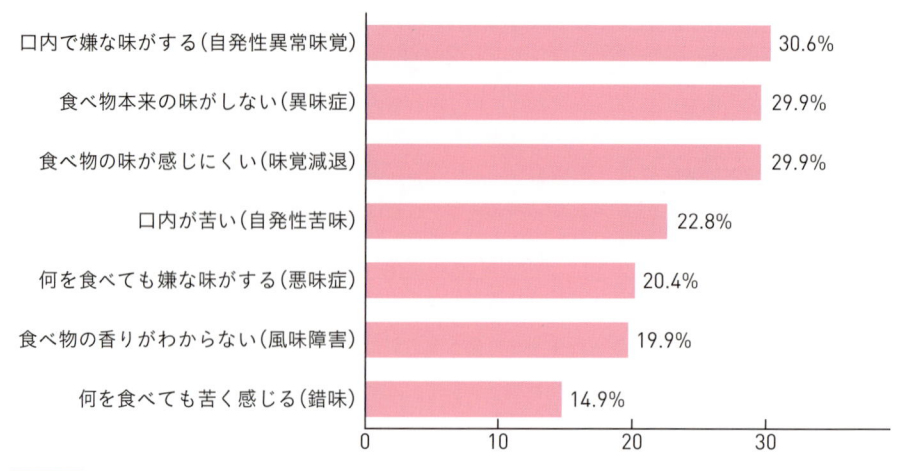

図 2-5 頻度の高い味覚変化症状（n=148）

味覚変化を訴える化学療法患者148名を対象に，化学療法後1週間の味の感じ方を自記式質問紙を用いて調査した結果．
〔狩野太郎：化学療法に伴う味覚変化への援助．がん看護 19(2)：166-172，2014．より一部改変〕

代謝物が唾液とともに口腔内に分泌されることで生じていると考えられる．この症状を抱える患者の中には，舌をティッシュペーパーでぬぐうことで症状の軽減や出現期間の短縮が図れると報告する人や，うがいをしたり酸味のあるガムをかむことで症状が改善すると報告する人もある．

異味症

2番目に多くみられる，食べ物本来の味がしない「異味症」という症状については，塩味・酸味・甘味・苦味・うま味の5つの基本味のいずれかが感じにくくなったり，香りが感じられなくなったりするなど，いくつかの原因が考えられる．お茶を飲んでもお茶の味がしない，味噌汁を飲んでも味噌汁らしい味がしないなどの訴えが多く聞かれる．

味覚減退と風味障害

食べ物の味が感じにくい「味覚減退」と食べ物の香りがわからない「風味障害」は同じ患者にみられることが多い．これらの症状は初回の化学療法ではすぐに出現せず，治療を繰り返しているうちに症状が出現して徐々に症状が強くなるという特徴をもっている．味覚・嗅覚変化の同時発症は体内の亜鉛不足に伴って生じる症状であることが知られており，亜鉛内服療法を積極的に行うべきであるとされている[15]．

味覚減退については，うま味と塩味が特に減退しやすい一方，甘味や酸味は減退しにくいことがわかっている（**図 2-6**）[14]．化学療法中の患者ではすし酢やケチャップを使った料理や果物など甘酸っぱい食品が好まれるが，これらの食品はさっぱりしていて食べやすいことに加え，保たれやすい味覚であることも一因と思われる．

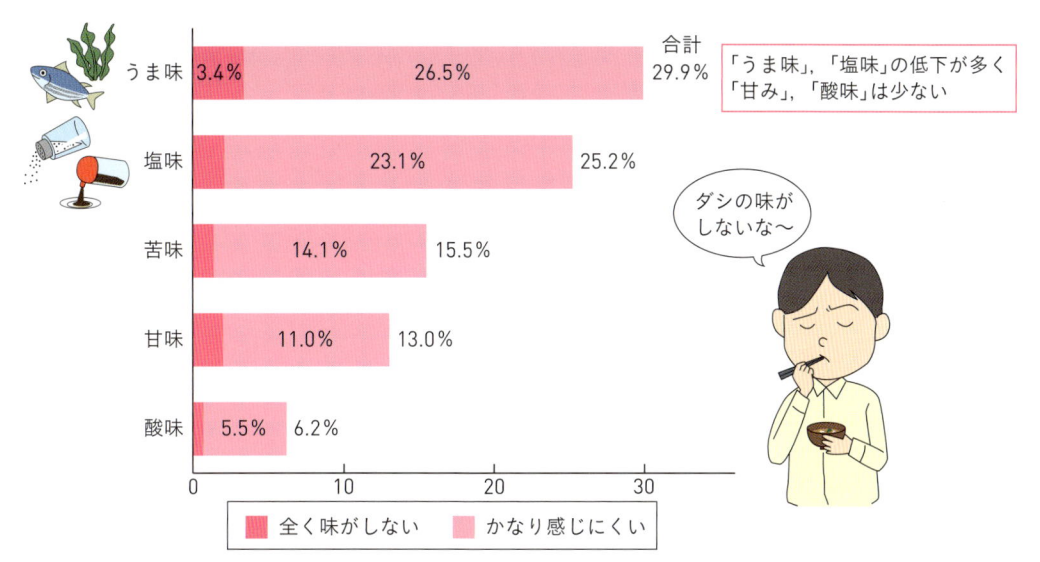

図 2-6 化学療法に伴う味覚減退の出現状況（n=148）

味覚変化を訴える化学療法患者 148 名を対象に，化学療法後 1 週間の味の感じ方を自記式質問紙を用いて調査した結果.
〔狩野太郎：化学療法に伴う味覚変化への援助．がん看護 19(2)：166-172，2014．より一部改変〕

2 アセスメントと症状にあわせた対処法

1 味覚変化症状のアセスメント

現在，耳鼻科や歯科口腔外科では，試薬や電気的刺激を使った味覚検査が行われているが，これらの検査は味覚減退や味覚消失の把握には役立つものの，自発性異常味覚や異味症など，化学療法に特徴的な味覚変化症状を評価することはできない．このため筆者らは，化学療法に伴う味覚変化症状の特徴にあわせたアセスメントスケール CiTAS (Chemotherapy-induced Taste Alterations Scale) 日本語版を開発した（**図 2-7**）[10]．

CiTAS による化学療法に特徴的な味覚変化症状の評価

このスケールは 18 項目で構成され，塩味やうま味などの【基本味の低下】，食欲低下や肉類や油ものへの嫌悪感などの【不快症状】，口の中に苦味を感じるなどの【自発性異常味覚・錯味】，異味症や悪味症または風味障害などの【全般的味覚変化】という 4 つの下位尺度をもち，各患者の過去 1 週間の症状特性の把握に役立つものである．

味覚変化症状を訴える患者には CiTAS を記入してもらい，計算式を用いて下位尺度得点を集計する．集計の結果，2 点以上を示すものがあれば症状にあわせた対処法を**表 2-17** で確認し，**表 2-18** に示した具体策を紹介するとよい．このような方法をとることで，1 人ひとりの患者の症状を詳細に把握することができ，症状にあわせた対処法を効率よく説明することができる．

以下の文は，味覚の変化にかかわりのあるさまざまな症状や困り事をあらわしています．
最近一週間のあなたの状態にもっともあてはまる番号に一つだけ○をつけてください．

Ⅰ．味の感じ方の変化	ふつうに感じる	少し感じにくい	多少感じにくい	かなり感じにくい	全く味がしない
1　食べ物の味が感じにくい	1	2	3	4	5
2　甘味が感じにくい	1	2	3	4	5
3　塩味が感じにくい	1	2	3	4	5
4　酸味が感じにくい	1	2	3	4	5
5　にが味が感じにくい	1	2	3	4	5
6　うま味（だしやスープの味）が感じにくい	1	2	3	4	5

Ⅱ．不快な味覚変化	いいえ	すこし	まあまあ	かなり	とても
7　食べ物の香り（風味）がわからない	1	2	3	4	5
8　何を食べてもいやな味がする	1	2	3	4	5
9　食べ物本来の味がしない	1	2	3	4	5
10　口の中が苦い	1	2	3	4	5
11　口の中でいやな味がする	1	2	3	4	5
12　何を食べても苦く感じる	1	2	3	4	5

Ⅲ．不快な症状や困り事	いいえ	すこし	まあまあ	かなり	とても
13　吐き気やむかつきがある	1	2	3	4	5
14　食べ物の匂いが気になる	1	2	3	4	5
15　熱いものが食べにくい	1	2	3	4	5
16　油ものが食べにくい	1	2	3	4	5
17　肉類が食べにくい	1	2	3	4	5
18　食欲が低下している	1	2	3	4	5

CiTAS 日本語版マニュアル
1. 記入漏れの有無をチェック
2. 下位尺度ごとに得点を合計し項目数で割って得点を標準化
【基本味の低下】
　Q2〜6 を合計し 5 で割る
【不快症状】
　Q13〜18 を合計し 6 で割る
【自発性異常味覚・錯味】
　Q10〜12 を合計し 3 で割る
【全般的味覚変化】
　Q1，Q7〜9 を合計し 4 で割る

Copyright © 2015 Taro Kano　All Rights Reserved.

注：患者の個人使用，患者支援を目的とした使用や研究を目的とした使用については，許諾申請は不要です．なお，論文等で引用いただく場合は，狩野太郎：化学療法に伴う味覚変化－症状評価スケールを用いた評価と症状に合わせた対処の工夫．がん看護 18(4)：419-424，2013．および，詳細を報告した Kano T, Kanda K：Development and validation of a chemotherapy-induced taste alteration scale. Oncology Nursing Forum 40(2)：E79-E85, 2013. を記載願います．

図 2-7　CiTAS (Chemotherapy-induced Taste Alterations Scale) 日本語版

表 2-17 味覚変化症状にあわせた対処法

工夫＼症状	基本味の低下	不快症状	自発性異常味覚・錯味	全般的味覚変化
酸味を利用する	◎	◎	◎	○
甘味を利用する	○	◎	○	○
こく味を利用する	◎	－	○	○
野菜のうま味を利用する	○	○	－	－
塩味を調整する	○	－	○	○
のどごしのよい食品を利用する	○	◎	○	○
丼物などを利用する	◎	◎	○	○
イモ類やカボチャを利用する	◎	◎	◎	○
冷ましてから食べる	－	◎	○	－
テンポよく食べる	◎	○	◎	○
においが気になる調理法を避ける	－	◎	－	－
苦味を感じる食品の回避と苦味のマスキング	－	◎	○	○
亜鉛を摂取する	◎	－	○	○
好物の摂取を避ける	－	◎	－	－
症状の改善を待つ	○	◎	◎	○

◎：特に有効　○：有効　－：直接的な効果は期待しにくい.
〔狩野太郎：症状評価スケールを用いた評価と症状に合わせた対処の工夫．がん看護 18(4)：419-424, 2013. より改変〕

2 食事の工夫

次に，味覚変化出現時の食事の工夫について具体的に紹介したい．

化学療法に伴う味覚変化は，食欲の低下を伴うことが多いため，食べたいものを，食べたいときに，タイミングを逃さずに食べることが最も基本的で重要な戦略である．このほか，表 2-18 に示したように，酸味や甘味，こく味の利用，丼物などの利用，気になるにおいや苦味対策，亜鉛の摂取などが有用である．

酸味のあるものが好まれる

味覚変化時には酸味のある食品が特に好まれ，主食をすし飯にしたり，調味料感覚でさまざまな料理にすし酢をかけると比較的おいしく食べられる．同様に，ポン酢やレモン汁，トマトケチャップやソースなど，酸味のある調味料が好まれる．一方，醤油は苦味を訴える患者が多く，このため和食よりも洋食が食べやすいという患者も少なくない．

マヨネーズの力

マヨネーズ味も多くの患者に好まれ，マカロニサラダやポテトサラダはよく好まれる

表 2-18 味覚変化症状に対する対処法（具体策）

対処法	具体的な内容
酸味を利用する	・すし飯，ちらし寿司，ノリ巻き，いなり寿司，トマト味のパスタなど酸味のある主食 ・酢の物，ポテトサラダ，マカロニサラダ，甘酢あんかけなど酸味のある副食，お好み焼きやたこ焼き，焼きそばなどソースの酸味がきいた粉ものも好まれる ・すし酢，ポン酢，レモン汁，トマトケチャップ，マヨネーズ，ソースなどの酸味のある調味料
甘味を利用する	・菓子パンやカステラ，ケーキ，プリン，ヨーグルト，アイスクリーム，スムージーなどのデザート ・梨やスイカ，メロン，桃，ブドウなど，甘味と水分が多い果物 ・高齢者では餅にきな粉と砂糖をまぶした安倍川餅が特に好まれる
こく味を利用する	・クリームシチューやカレーなどのこく味のある料理 ・バターや牛乳，チーズ，ゴマなどによるこく味の追加
野菜のうま味を利用する	・野菜たっぷりのスープや味噌汁，野菜の煮浸し，すき焼き，肉ジャガ，シチューやカレーなど，野菜のうま味や甘味が楽しめる料理
塩味を調整する	・少し濃いめの味付けにする ・反対に塩味を減らして素材の味だけのほうが食べやすいこともある
のどごしのよい食品を利用する	・お粥や雑炊，お茶漬け，卵かけご飯，そうめんなどののどごしのよい主食 ・豆腐や茶碗蒸し，温泉卵，ポタージュスープ，そぼろあんかけや甘酢あんかけ，とろろ芋，汁気の多い柔らかい煮物など，のどごしのよい副食
丼物などを利用する	・中華丼，親子丼，カツ丼，牛丼などの丼物 ・カレーライス，シチューかけご飯，卵かけご飯
イモ類やカボチャを利用する	・ポテトコロッケ，カボチャやサツマイモの天ぷら，ポテトサラダ，カボチャやジャガイモ，サトイモの煮物 ・焼き芋は最も多くの患者に好まれ，サツマイモを使ったお菓子も好まれる
冷ましてから食べる	・炊きたてのご飯を避けて一口サイズおにぎりやすし飯にする ・あたたかい食べ物は室温に冷ましてから食べる ・サラダや酢の物，煮物や炊き込みご飯など冷めてもおいしいメニューを選ぶ
テンポよく食べる	・食べ物が苦く感じたり，いつも口が苦く感じる場合は時間をかけずにテンポよく食べる ・においが気になるときも時間をかけずにテンポよく食べる
においが気になる調理法を避ける	・肉や魚の焦げたにおいや油のにおいが気になるときは調理法を工夫
苦味を感じる食品の回避と苦味のマスキング	・醤油やダシの味に苦味を感じる場合は調味や調理方法を工夫 ・和食よりもケチャップやソース，マヨネーズ味を利用した洋食のほうが食べやすいことが多い ・口腔内の苦味や食品の苦味が気になるときはマヨネーズを利用することで苦味がマスキングされる
亜鉛を摂取する	・亜鉛サプリメントや魚介類，豆類などの摂取による亜鉛の補充
好物の摂取を避ける	・悪心や嘔吐などの不快症状があるときは摂取した物への食物嫌忌が生じやすいため，この時期は好物を食べないようにする
症状の改善を待つ	・治療後数日で症状の改善がみられることが多いので，食事以外のことで気を紛らわせるなどして症状が改善するのを待つ

〔狩野太郎：症状評価スケールを用いた評価と症状に合わせた対処の工夫．がん看護 18(4)：419-424, 2013. より改変〕

メニューの1つである．これは，マヨネーズがもつ酸味に加え，独特のこく味や，なめらかな食感が支持されているものと思われる．またマヨネーズは，いつも口の中が苦く感じる自発性異常味覚症状出現時に口腔内の苦味をマスキングする効果もある．マヨネーズによる苦味のマスキング効果は，苦味の強いゴーヤや菜の花をマヨネーズで和えてサラダにするなど，普段の食生活でも利用されている．

うま味の加え方

一方，ダシの味であるうま味を感じにくいときは，同じタイプのダシを追加しても苦味を感じてしまうので，野菜やキノコ類をじっくりと煮だして甘味やうま味を追加するなど，うま味の相乗効果（→用語解説）を利用した調理の工夫でおいしく食べられることがある．また，料理にすりゴマや牛乳，バターなどを加えてこく味を追加することで，うま味不足により物足りなかった味が格段においしくなることがある．

飲み込みやすさと口内調味

一方，味覚変化時には丼物やカレーライスが好まれるが，これらは適度な甘味や汁気があるため，食べやすく飲み込みやすいこと，あまり味わうことなく，テンポよく食べられること，どこを食べてもだいたい同じ味なので和食に特有の口内調味（→用語解説）が不要であることなどが理由と考えられる．

なお，テンポよく食べることの意義は，ゆっくり食べるのに比べて苦味や嫌な味が感じにくくなったり，摂取量を確保しやすいという点が挙げられる．

人気の高いイモ類，カボチャ

このほか，味覚変化時はイモ類やカボチャの料理も好まれる．人によって好みに差があるかもしれないが，甘く煮たり，サラダや天ぷら，コロッケなどがおいしく食べられる．特に焼き芋は老若男女を問わず，多くの患者に支持される人気の高い食品である．

用語解説

うま味の相乗効果

うま味の相乗効果とは，昆布などに含まれるうま味物質であるグルタミン酸と，鰹節などに含まれるうま味物質のイノシン酸を組み合わせることで飛躍的にうま味が強く感じられる現象である．日本料理では昆布ダシと鰹ダシがあわせて使われ，イタリア料理ではグルタミン酸を多く含むトマトとイノシン酸を多く含む肉や魚を組み合わせて料理するなど，さまざまな場面で活用されている．

口内調味

口内調味とは，複数の食品を口腔内に一緒に入れて咀嚼することで，好みにあった味に調整する食事摂取の方法である．少し濃いめの味付けのおかずを口に入れ，続いておかずに対して程よい量の米飯を口に運んで咀嚼し，口腔内でちょうどよい味に整えて楽しむもので，日本人特有の方法とされる．

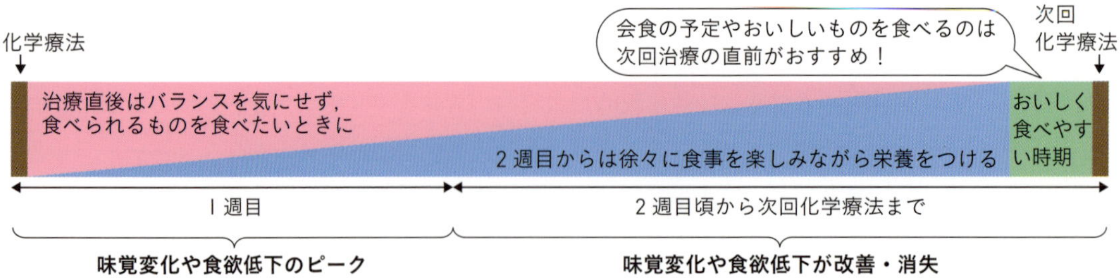

図 2-8 化学療法スケジュールにあわせた食事の工夫

〔狩野太郎，神田清子：がん化学療法による味覚障害．池田稔（編）：やさしい味覚障害の自己管理．p.39，医薬ジャーナル，2009．をもとに作成〕

冷ましてにおいを軽減

このほか，食欲低下やにおいへの嫌悪感などの不快症状があるときは，冷まして食べることでにおいの影響を軽減することができる．また，お粥やそうめんなど，のどごしのよい食品や，ちらし寿司など酸味のある食品を利用して，不快症状が強い数日間を乗り切るという対処法も有効である．この時期は，1日3回の食事時間にこだわらず，少量を数回に分けて摂取するとよい．

好物はなるべく避ける

また，悪心などの不快症状があるときに摂取したものは，古典的条件づけにより食物嫌忌を生じやすい．せっかくの好物も，摂取後に悪心が強まったり嘔吐をしてしまうと，次回にこの好物を口にしたり目にしただけでも悪心が惹起されることがある．このためこれらの不快症状があるときは，好物の摂取はなるべく避けたほうが賢明である[16]．

治療のスケジュールにあわせる

化学療法に伴う味覚変化は，多くの事例で治療後2週目に入ると徐々に症状の改善がみられ，次回の治療直前に最も症状が軽くなる．このため，化学療法のスケジュールにあわせて，治療直後の味覚変化や食欲低下のピーク時は食べられるものを食べてやり過ごし，2週目からは徐々に食事を楽しみながら栄養をつけていくとよい（**図 2-8**）．次回治療の直前は，食欲も味覚も最も回復している時期であるため，好物やおいしい物を食べたり会食の予定を入れたりするのはこの時期を選ぶとよい．

引用文献

1) Hovan AJ, Williams PM, Stevenson-Moore P, et al：A systematic review of dysgeusia induced by cancer therapies. Support Care Cancer 18(8)：1081-1087, 2010.
2) Bernhardson BM, Tishelman C, Rutqvist LE：Taste and smell changes in patients receiving cancer chemotherapy：distress, impact on daily life, and self-care strategies. Cancer Nursing 32(1)：45-54, 2009.
3) 神田清子，飯田苗恵，太田紀久子：がん化学療法を受けた患者の味覚変化に関する研究（第1報）—がん化学療法剤と味覚変化との関係．日本がん看護学会誌 12(1)：3-10,

1998.
4) Steinbach S, Hummel T, Bohner C, et al：Qualitative and quantitative assessment of taste and smell changes in patients undergoing chemotherapy for breast cancer or gynecologic malignancies. Journal of Clinical Oncology 27(11)：1899-1905, 2009.
5) 狩野太郎，神田清子：化学療法患者が体験する味覚変化症状と対処法の分類．The Kitakanto Medical Journal 61(3)：293-299, 2011.
6) Ravasco P：Aspects of taste and compliance in patients with cancer. European Journal of Oncology Nursing 9(Suppl 2)：S84-S91, 2005.
7) 冨田寛：味覚異常の原因．野村恭也，小松崎篤，本庄巌（編）：21世紀耳鼻咽喉科領域の臨床─感覚器．pp.422-434, 中山書店，2000.
8) 松本考司：薬剤性味覚障害．阪上雅史（編）：耳鼻咽喉科診療プラクティス─嗅覚・味覚障害の臨床最前線．pp.120-122, 文光堂，2003.
9) 斎藤武久：味覚障害の臨床とQ&A─鼓索神経損傷後の味覚回復と神経再生．pp.38-40, 金原出版，2004.
10) Kano T, Kanda K：Development and validation of a chemotherapy-induced taste alteration scale. Oncology Nursing Forum 40(2)：E79-E85, 2013.
11) 畝山寿之，田中達朗，鳥居邦夫：消化管味覚受容の生理機能・薬理作用．日本薬理学雑誌 124(4)：210-218, 2004.
12) 岩槻健，植松朗：味覚を介した栄養素情報の認知機構．アンチ・エイジング医学 10(2) 188-195, 2014.
13) 畝山寿之，岩槻健，中村英志，他：アミノ酸の消化管受容研究でわかってきた摂食調節，消化吸収・代謝調節，体内栄養素の恒常性維持機構．G.I.Research 16(5)：381-387, 2008.
14) 狩野太郎：化学療法に伴う味覚変化への援助．がん看護 19(2)：166-172, 2014.
15) 冨田寛：私はこう治療する─味覚障害．診断と治療 100(9)：1569-1575, 2012.
16) Grant BL, Bloch AS, Hamilton KK, et al：American Cancer Society Complete Guide to Nutrition for Cancer Survivors：Eating Well, Staying Well During and After Cancer, 2nd ed. p.230, American Cancer Society, Atlanta, 2010.

（狩野太郎）

Column

丼物の科学

　食事の問題を抱えるがん患者は，治療の経過に伴ってそれぞれ自分なりの対処法を身につけていく．このうち，味覚変化症状出現時の対処法として，丼物を好んで食べるという患者が多くみられるが，なぜだろうか．

　米飯を主食とする日本人特有の食事の楽しみ方に「口内調味」がある．これは，まずおかずを口に入れ，続いておかずの味の濃さに見合った量の米飯を口に運んで，口腔内で最終的に自分の好みに合った味に調整して食事を楽しむ摂取方法である．口に入れた一切れのトンカツの味が濃すぎれば，これに応じて多めのご飯を口に運び，脂の味が濃すぎると感じれば，キャベツの千切りや漬け物を口に入れてさっぱりとした味わいに調整するなど，好みにあった味わいを楽しんでいる．

　一方，味覚変化が出現するとうま味や塩味が感じにくくなるため，「口内調味」ができなくなってしまう．口に入れたおかずは塩味やうま味が不足するため，これに応じて口に運ぶ米飯の量の見当がつきにくくなる．また，おかずの味が感じにくいため，唾液の分泌も不足し，咀嚼や嚥下がしにくくなるという問題も生じる．このため，味覚変化出現時の対処法としては，口内調味が不要で，唾液分泌が不足していても食べやすい，水分が多めな食形態の選択が必要となる．

　「丼物はどこを食べてもだいたい同じ味でしょ．それに少し汁気があるから，一気に食べられるっていうのがいいと思うよ」との患者の言葉を聞いたことがあるが，まさにこれは対処法の核心を突いている．

（狩野太郎）

5 放射線療法に伴う味覚変化

1 放射線療法に伴う味覚変化のメカニズム

　放射線療法に伴う味覚変化の発生は，照射野に含まれる舌・口腔の容量，顎下腺・耳下腺への照射の有無，1回照射線量および累積照射線量と密接に関係している．舌がんをはじめとする頭頸部がん患者の照射部位は，ほかのがん疾患と比べ舌と口腔に及ぶ．したがって放射線療法を受ける頭頸部がん患者は味覚変化に関わる問題を抱えており，その症状はほかのがん領域疾患と比べても深刻である．また，X線や粒子線といった放射線の線種の違いによっても味覚変化の出現時期や症状の強さが異なる．

　図2-9は，口腔内にX線あるいは粒子線治療を受ける患者に対して，味覚検査用試薬テーストディスク®（図2-10）を使用して味覚感度得点の平均値を経時的に示した図であり，縦軸の数値が高いほど味覚感度の低下を表す．

　累積照射線量にかかわらず，X線治療を受けた患者に比べ粒子線治療を受けた患者のほうが味覚感度の数値が低く，粒子線治療は味覚変化をはじめとする有害反応が少ない治療といえる[1,2]．この理由は，粒子線のブラッグピーク（Bragg peak）と呼ばれる物理学的特徴と関係し（図2-11），体内のある一定の深さでエネルギーをピークにすることができ，この粒子線の性質を利用すれば，周囲の正常組織のダメージを最小限に抑えながら病巣に限局的な高線量を集中できるためである[3]．これは，従来のX線，γ線，電子線，中性子線にはない特徴である．

1 味覚変化の発生メカニズム

　味覚変化の発生メカニズムは，照射により味蕾細胞が破壊されることによる感覚性障害，味求心性神経の障害である末梢神経障害，味蕾や栄養血管の侵襲による循環不全，唾液分泌量低下に伴う伝導性障害などが原因となる．先述のとおり，粒子線治療に比べX線治療を受けた患者のほうが味覚変化の症状が強いため，本項ではX線治療に伴う味覚変化の症状について概説する．

　X線照射の場合，開始から累積照射線量が20〜30 Gy（図2-12）までに味覚変化が出現し，30〜50 Gy付近で症状が強くなり，累積照射線量が50 Gyを超える頃にはその症状がピークとなる（図2-9）．さらに味覚回復時期は，照射終了後の30〜120日（平均70日）とされている[4,5]．つまり最長で，累積20 Gy前後（治療開始10日前後）から治療終了後120日ごろまで味覚変化が生じ，患者の食欲に影響すると考えられる．

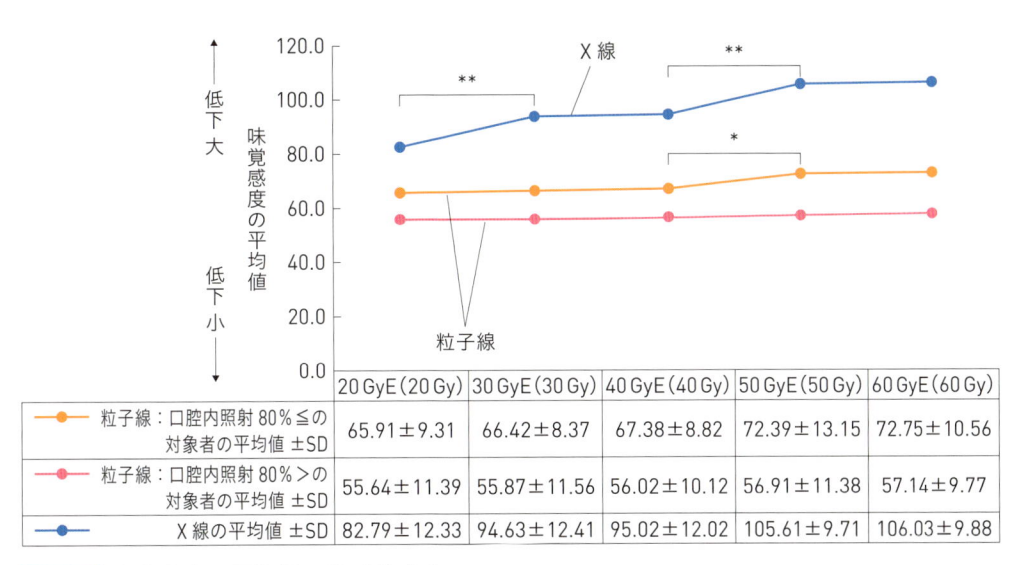

図 2-9 味覚感度の平均値の経時的変化

	20 GyE (20 Gy)	30 GyE (30 Gy)	40 GyE (40 Gy)	50 GyE (50 Gy)	60 GyE (60 Gy)
粒子線：口腔内照射80％≦の対象者の平均値±SD	65.91±9.31	66.42±8.37	67.38±8.82	72.39±13.15	72.75±10.56
粒子線：口腔内照射80％＞の対象者の平均値±SD	55.64±11.39	55.87±11.56	56.02±10.12	56.91±11.38	57.14±9.77
X線の平均値±SD	82.79±12.33	94.63±12.41	95.02±12.02	105.61±9.71	106.03±9.88

縦軸の数値が高いほど味覚感度の低下を表す．
Kruskal-Wallis one way analysis of variance on ranks (H = 1.55, $p < .05$)
Mann-Whitney U tests (*$p < .05$ **$p < .01$)

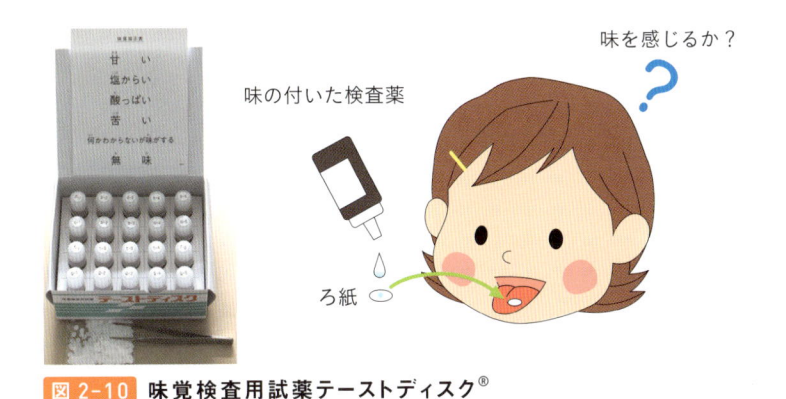

図 2-10 味覚検査用試薬テーストディスク®

2 症状の特徴

　味覚変化をはじめとする有害反応に対する患者の自覚症状(図 2-13)は，累積照射線量が20〜50 Gyまでの時期に［うま味の微妙な味加減がわからない］→［想像した味と違う味がする］→［薄味・濃い味加減がわからない］→［塩味，甘味，酸味といった単純な味付け加減がわからない］という変化を辿る．これらの症状は，口腔内乾燥の［口が渇く感覚］［口が粘つく感覚］，口腔粘膜炎の［舌や粘膜が熱っぽい感覚］［舌や粘膜がピリピリする感覚］［食べ物を口に入れるとしみる感覚］［舌や粘膜が疼くように痛む感覚］と多重的に関連しながら患者の食欲に影響を及ぼしている．

　また，累積照射線量が50 Gyを超えると，患者の自覚する味覚変化の症状が20〜50Gyの時期と異なり，［口の中に何もないのに苦味を感じる］［何を食べても無味で砂

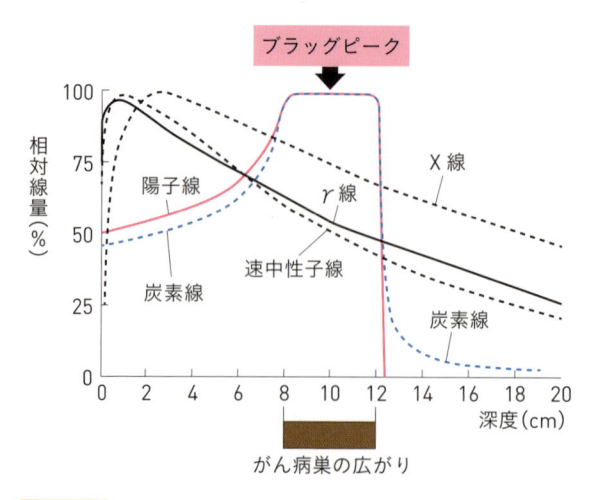

図 2-11 **各種放射線の深部線量率曲線**

皮膚面から深さ 8〜12 cm にあるがん病巣を治療する場合，陽子線や炭素線では，がん病巣の広がりに応じて最大ピーク（ブラッグピーク）で照射が可能である．したがって，X線やγ線などによる治療と比べて，がん病巣以外の周囲の正常組織に与える影響を極力少なくすることができる．
〔菱川良夫（監），藤本美生（編）：看護の力でQOLを向上させる！　放射線治療を受けるがん患者の看護ケア．pp.16-17，日本看護協会出版会，2008〕

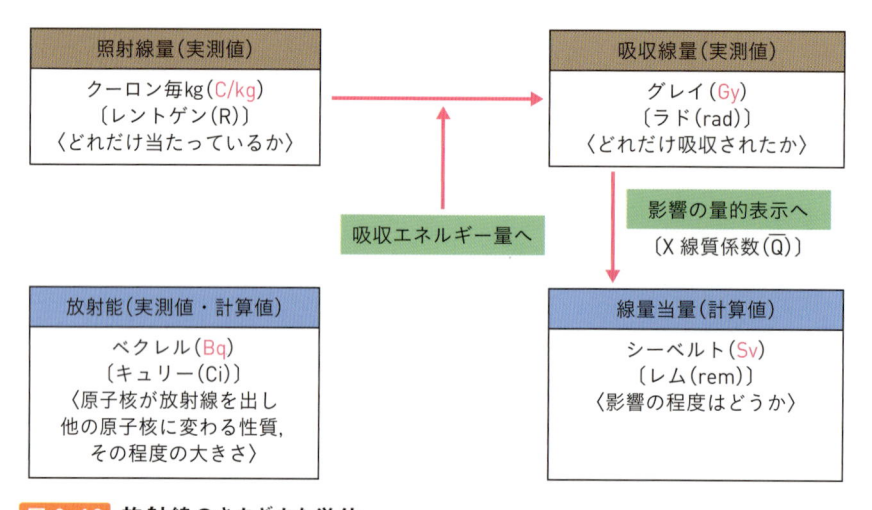

図 2-12 **放射線のさまざまな単位**
〔井上俊彦，稲邑清也（編）：放射線治療学．医用放射線科学講座 10．p.6，医歯薬出版，1998〕

を噛む感覚］という症状を呈し，これらの症状は口腔内乾燥の［口の中がひび割れる感覚］［口がカビつく感覚］，口腔粘膜炎の［痛みにより無気力になる感覚］と多重的に関連しながら患者の食欲に影響を及ぼしている．

3 食欲のアセスメント

　口腔内に放射線療法を受ける患者の食欲をアセスメントする場合は，口腔内乾燥，味覚変化，口腔粘膜障害からなる3つの有害反応の多重的な変化プロセスを加味する必要がある（図2-14）．3つの有害反応および患者の食欲は，特に累積照射線量が50 Gy以上の時期に唾液の出にくい時間帯（朝）から影響を受ける．

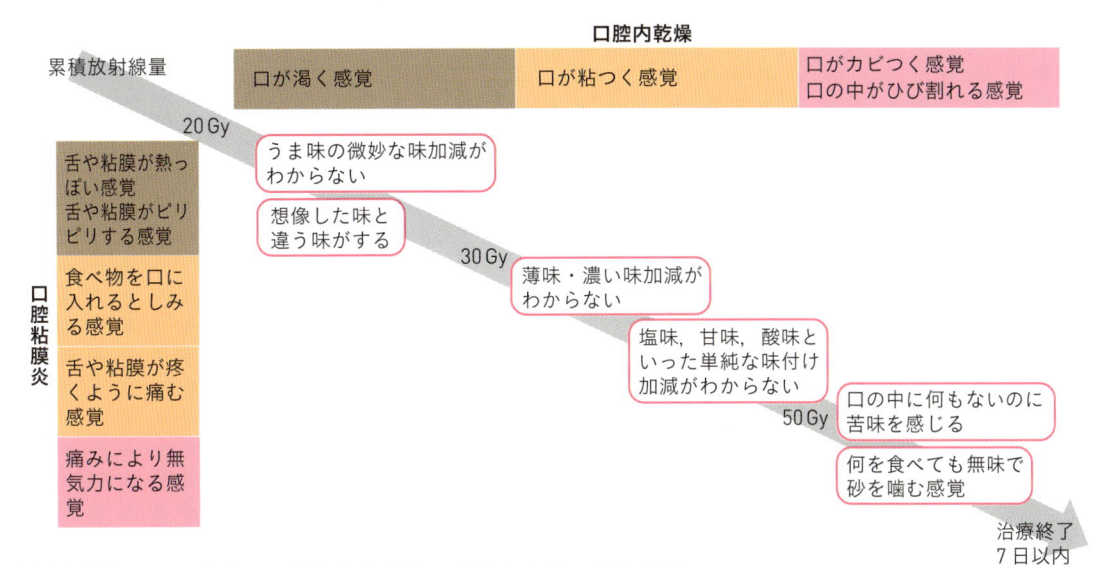

図 2-13 累積照射線量に伴う有害反応に対する患者の自覚症状

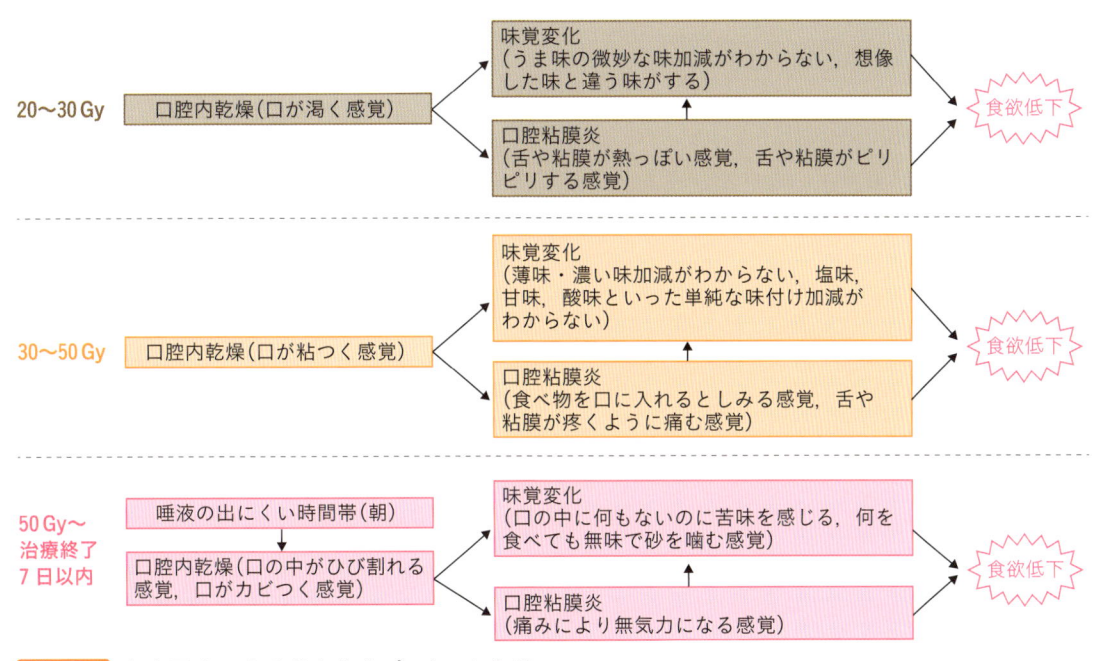

図 2-14 有害反応の多重的な変化プロセスと食欲

　つまりこの時期は，口腔内乾燥が唾液分泌量の日内変動（朝）の影響を受けるため，味覚変化および口腔粘膜炎も相乗して強まり，患者の食欲が低下する．

オーラルアセスメントツール

　以上の内容をふまえ，筆者は放射線療法を受ける頭頸部がん患者の食欲を判断するためのオーラルアセスメントツール（Oral Assessment Tool to assess Appetite in patients with

放射線療法に伴う味覚変化　61

表 2-19 放射線療法を受ける頭頸部がん患者の食欲を判断するためのオーラルアセスメントツール（OATA H&N）

口腔内に関する以下の項目について，あなたの現在の状況をおうかがいします．
あなたの症状に最もよくあてはまる番号をひとつだけ選び，○で囲んでください．

	全くあてはまらない	わずかにあてはまる	多少あてはまる	かなりあてはまる	非常によくあてはまる
味覚の異常とおいしさの喪失について					
1）うま味の微妙な味加減がわからない	0	1	2	3	4
2）想像した味と違う味がする	0	1	2	3	4
3）薄味・濃い味加減がわからない	0	1	2	3	4
4）塩味，甘味，酸味といった単純な味付け加減がわからない	0	1	2	3	4
5）口の中に何もないのに苦味を感じる	0	1	2	3	4
6）何を食べても無味で砂を噛む感覚がする	0	1	2	3	4
唾液分泌の異常と口腔内の潤いの喪失について					
7）口が渇く感覚がする	0	1	2	3	4
8）口が粘つく感覚がする	0	1	2	3	4
9）口の中がひび割れる感覚がする	0	1	2	3	4
10）口がカビつく感覚がする	0	1	2	3	4
口腔内の痛みと無気力感について					
11）舌や粘膜が熱っぽい感覚がする	0	1	2	3	4
12）舌や粘膜がピリピリする感覚がする	0	1	2	3	4
13）食べ物を口に入れるとしみる感覚がする	0	1	2	3	4
14）舌や粘膜が疼くように痛む感覚がする	0	1	2	3	4
15）痛みにより無気力になる感覚がする	0	1	2	3	4

注：使用に先立ち，作成者の許諾を得なければならない．

Head and Neck cancer receiving radiotherapy；OATA H&N）を開発した（**表 2-19**）[6]．

アセスメントツールは，「味覚の異常とおいしさの喪失（6項目）」，「唾液分泌の異常と口腔内の潤いの喪失（4項目）」，「口腔内の痛みと無気力感（5項目）」の3領域，計15項目から構成され，回答は「全くあてはまらない（0点）」から「非常によくあてはまる（4点）」の5件法の評定尺度として採用した．

総評価点は各質問の評定点を加算して求め，評価可能範囲を最低0点から最高60点とし，高得点ほど食欲が低下していることを意味する．総評価点が9点以上の場合は食感・味付け・温度といった調理方法の工夫を必要とする食欲低下と判断でき，30点以上の場合は調理方法や食事形態の大幅な変更を必要とする食欲低下と判断できる．45点以上の場合は体重減少，栄養状態の悪化を招く可能性が高く，カロリーや水分の経口摂取が不十分となる食欲低下と判断でき，調理方法，食事形態の緊急かつ大幅な変更のみならず輸液などの治療を必要とする．

このオーラルアセスメントツールを使用すれば，医療者が味覚変化をはじめとする

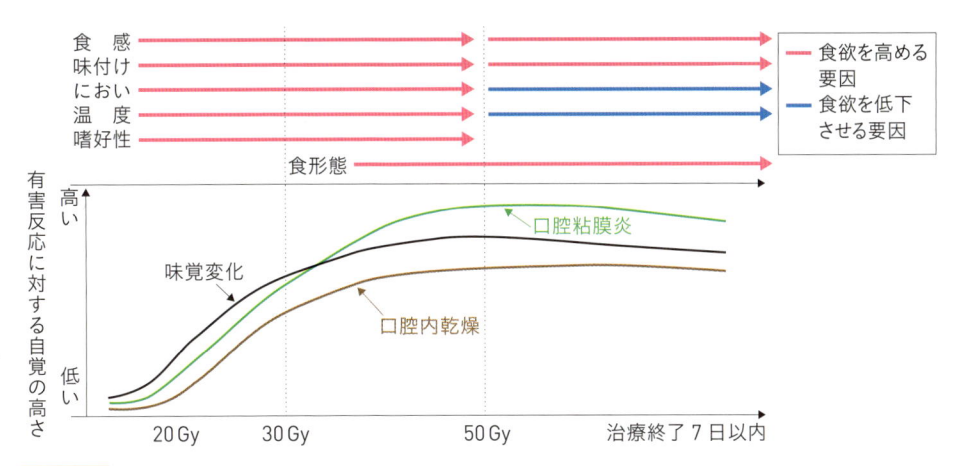

図 2-15 食事の特徴，嗜好性および有害反応との関連性

有害反応の感度調査に伴う高額なコストを削減できるだけでなく，患者の負担もおおいに軽減できる．さらに，これまでは3つの有害反応の感度調査を実施しても患者の食欲との関連性が不明瞭であったが，オーラルアセスメントツールにより有害反応の症状から食欲を客観的に判断できるというメリットがある．

2 食事の工夫

　　放射線療法のうち，特にX線照射に伴う有害反応は累積照射線量によって味覚変化，口腔内乾燥，口腔粘膜炎が多重的に影響しあいながら症状を形成し，その自覚症状も異なる（**図 2-13, 2-14**）．これに加え，累積照射線量が20～30 Gyの時期，30～50 Gyの時期そして50 Gy以上の時期ではその症状に大きな違いが認められ，累積照射線量による症状の変化にあわせた食事の提供が重要である．

食欲に影響を与える食事の特徴

　　有害反応を抱える患者の食欲に影響を与える食事の特徴は【食感（テクスチャー）】【味付け】【におい】【温度】【食形態】であり（**図 2-15**）[7]，患者がこれらの特徴を総合的に判断して食欲に影響する．特に，累積照射線量が50Gy以上の時期は，【におい】【温度】に注意した食事を提供しないと反対に患者の食欲を低下させる場合もあるため注意が必要である．さらに患者の食欲は，食後も続く至福感・満足感としてとらえられる【嗜好性】から大きな影響を受ける．

　　つまり，累積照射線量に伴う有害反応が形成する多重的な症状変化に応じた5つの特徴および嗜好性に配慮した食事提供によって，患者の食欲を高めることができる．筆者は，累積照射線量に応じた食事に関するモデルと食事の食べやすさに対する具体的特徴を明らかにした（**図 2-16，表 2-20**）[8]．**図 2-16**の数値は0.0～1.0の範囲にあり，1.0に近いほど食事の特徴および食欲への影響力が高い．

20〜30 Gy

- 歯応えのある食感とはっきりとした温度に対する食べやすさ
- 食事に関する嗜好性
- 献立全体の彩りのよさに対する食べやすさ
- 濃厚な味付けと風味豊かなにおいに対する食べやすさ
- 調理や味に工夫を加えながらの食欲の保持

係数：0.51、0.38、0.62、0.33、0.69、0.41、0.48

30〜50 Gy

- 滑らかな食形態に対する食べやすさ
- 咀嚼しやすい食感と頃合いの温度に対する食べやすさ
- 食事に関する嗜好性
- あっさりとした味付けと風味豊かなにおいに対する食べやすさ
- 口腔内を労りながらの食欲の保持
- 季節感・副食量・刺激に配慮した献立全体に対する食べやすさ

係数：0.42、0.57、0.31、0.39、0.45、0.53、0.41、0.32

50 Gy 以上

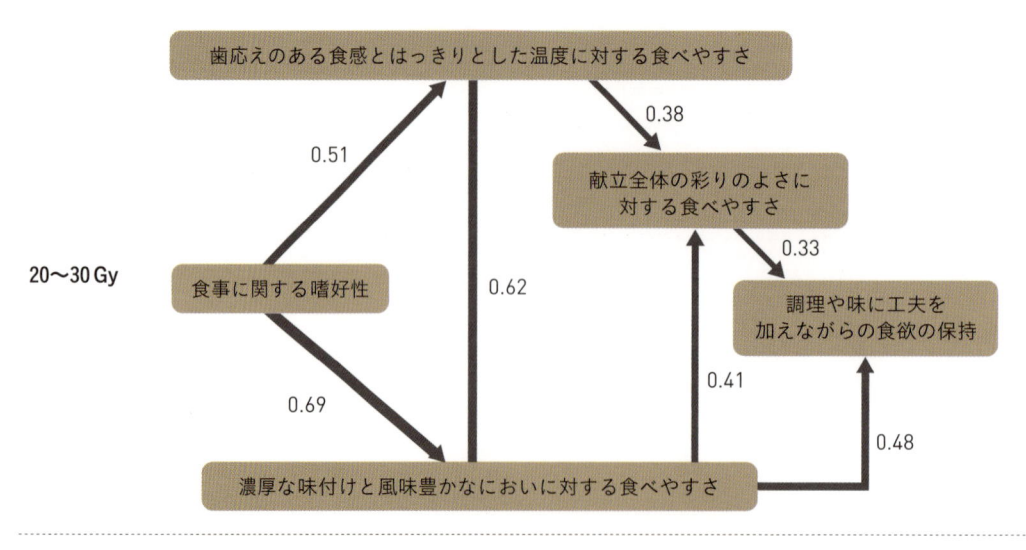

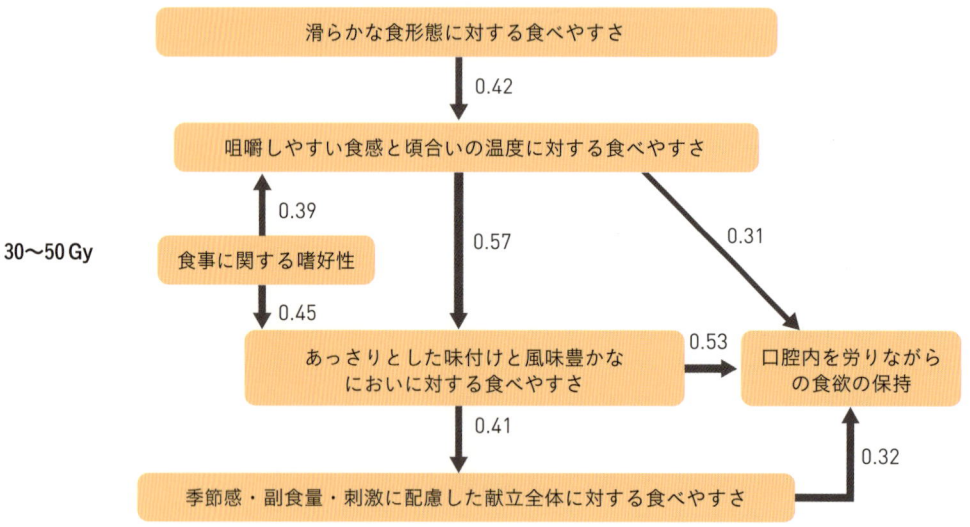

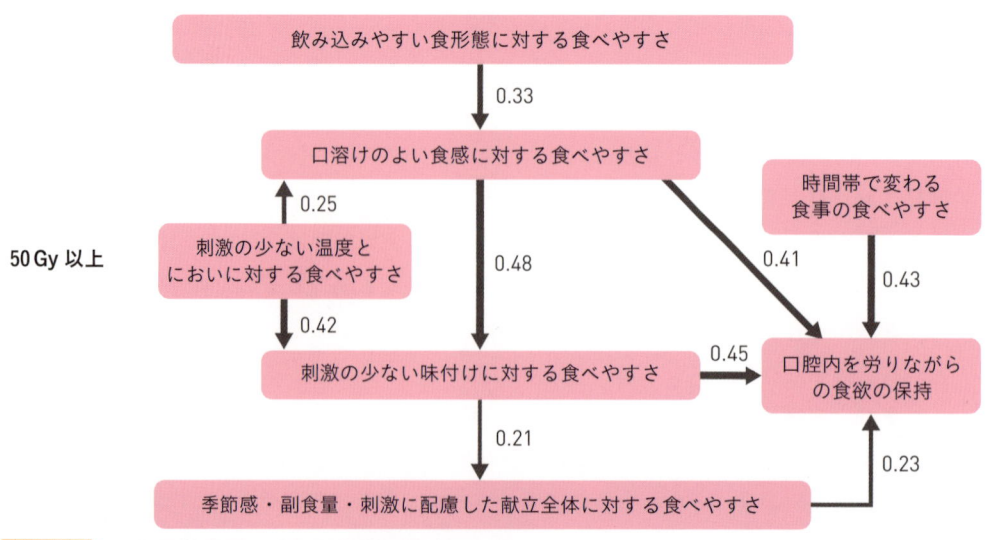

- 飲み込みやすい食形態に対する食べやすさ
- 口溶けのよい食感に対する食べやすさ
- 刺激の少ない温度とにおいに対する食べやすさ
- 時間帯で変わる食事の食べやすさ
- 刺激の少ない味付けに対する食べやすさ
- 口腔内を労りながらの食欲の保持
- 季節感・副食量・刺激に配慮した献立全体に対する食べやすさ

係数：0.33、0.25、0.48、0.41、0.43、0.42、0.45、0.21、0.23

図2-16 累積照射線量に応じた食事に関するモデル

数値は0.0〜1.0の範囲にあり，1.0に近いほど食事の特徴および食欲への影響力が高い．

表 2-20 累積照射線量に応じた食事の食べやすさに関する具体的特徴

20〜30Gyの時期

嗜好性	歯応えのある食感とはっきりとした温度	濃厚な味付けと風味豊かなにおい	献立全体の彩りのよさ
・患者の好きな食べ物や調理方法 ・患者がこれまでよく食べていた食事	【歯応えのある食感】 ・コシの強さ ・シャキシャキとした口あたり ・食材の本来もつ硬さ・柔らかさを活かした食感 【はっきりとした温度】 ・冷たいものは冷たく，温かいものは温かくした調理	【濃厚な味付け】 ・鰹や昆布ダシを活かしたコクのある味付け ・旬の食材で新鮮さを活かす ・酢を使った料理は三杯酢で味付けする ・煮物は甘味を効かせ，焼き物は塩味を効かせる 【風味豊かなにおい】 ・においをはっきりと引き立たせる	・色彩に配慮した盛り付け

30〜50Gyの時期

嗜好性	滑らかな食形態	咀嚼しやすい食感と頃合いの温度	あっさりとした味付けと風味豊かなにおい	献立全体
・患者の好きな食べ物や調理方法 ・患者がこれまでよく食べていた食事	・固形物に片栗粉，バター・植物油，ルーを使ってとろみを付けた食形態 ・固形物をゼリーで包んだ食形態 ・麺類のような滑らかな口あたりの食形態	【咀嚼しやすい食感】 ・きめ細やかな舌触り ・柔らかさの中にも歯応えのある食感 ・米飯は米粒のしっかり感じられる食感 ・パサパサ感のない食感 【頃合いの温度】 ・温かい料理と冷たい料理の組み合わせとこれらを口に交互に入れる工夫 ・前菜などの冷料理	【あっさりとした味付け】 ・甘味を活かした味付け ・洋風ダシより和風ダシ ・味噌汁よりすまし汁 ・和食を中心とした後味のよい味付け ・辛みの強くない味付け 【風味豊かなにおい】 ・和食のような風味豊かでしっかりと感じられるにおい	・副食を小分けにして少量ずつ盛り付けた献立 ・季節感の感じられる献立 ・牛乳を使ったまろやかな料理のある献立 ・揚げ物料理のない献立 ・発酵食品を使った料理を避けた献立

50Gy以上の時期

刺激の少ない温度とにおい	飲み込みやすい食形態	口溶けのよい食感	刺激の少ない味付け	献立全体	時間帯で変わる食事の食べやすさ
【刺激の少ない温度】 ・前菜などの冷料理 ・人肌程度の温度 【刺激の少ないにおい】 ・加熱調理によるホカホカのにおいを避けた食事	・固形物に片栗粉，バター・植物油を使ってとろみを付けた食形態 ・固形物をゼリーで包んだ食形態 ・サラッとした汁物 ・麺類のような滑らかな口あたりの食形態	・とろけるジューシーさのある食感 ・きめ細やかな舌触り ・ふんわりと柔らかい食感 ・パサパサ感のない食感	・濃い醤油味を避けた味付け ・強いアクを感じない味付け ・辛みの強くない味付け ・甘味を活かした味付け ・洋風ダシより和風ダシ ・和食を中心とした後味のよい味付け	・副食を小分けにして少量ずつ盛り付けた献立 ・季節感の感じられる献立 ・牛乳を使ったまろやかな料理のある献立 ・揚げ物料理のない献立 ・発酵食品を使った料理を避けた献立	・朝食は今まで食べ慣れている食事が食べやすい ・朝食は飲み込みやすい食事が食べやすい ・朝く昼く夕の順に食欲が高まる

第2章 がん治療に伴う食事摂取上の問題と苦痛軽減に向けたケア

放射線療法に伴う味覚変化　65

1 累積照射線量が 20〜30Gy の時期

　20〜30 Gy の時期における食事の特徴は，患者の【嗜好性】を加味したうえで，【歯応えのある食感とはっきりとした温度】【濃厚な味付けと風味豊かなにおい】といった特徴の関係性に留意して調理や味付けに工夫をこらした食事を提供する．そのことが患者の【献立全体の彩りのよさ】に対する心地よさを高めた結果として味覚感度を高め患者の食欲の保持につながる．

1 嗜好性

　【嗜好性】は，人間の味覚感度に強く影響することが明らかとなっているため[9]，20〜30 Gy の時期の患者に対する食事では特に配慮する必要がある．国内外において，医療施設で患者の嗜好性に配慮した食事提供に関する報告は認められず，その理由はコスト面やマンパワーに関する課題の影響があると予測される．しかし今後の放射線療法を受ける頭頸部がん患者に対する食事内容を検討する際には，患者の好きな食べ物や調理方法，摂食頻度の高い食事に留意することで，患者の味覚を感じやすくさせ，患者がおいしく食事をとるための看護実践につながる．

2 食べやすい食事の特徴

　味覚変化を抱える 20〜30 Gy の時期では，患者が食物を口に入れたときに【歯応えのある食感とはっきりとした温度】を感じられる食事が味覚感度を高めながら患者の食べやすさにつながると考えられる．

　例えば，讃岐うどんに代表されるコシの強さや，ゴボウのサラダなどシャキシャキとした口あたり，調理の手をあまり加えない食材の本来もつ硬さ・柔らかさを活かした食感が患者の唾液分泌を促進させ味覚を感じやすくさせる．温度については，冷たいものは冷たく，温かいものは温かくといった，食材・調理方法に対する至適温度が患者の味覚を感じやすくさせると考えられる．反対に，冷まして味をくっきりさせた煮物・汁物が患者にとって食べやすい場合もある．

3 濃厚な味付けと風味豊かなにおい

　はっきりとうま味の感じられる【濃厚な味付けと風味豊かなにおい】が相乗して患者の食べやすさを高めるととらえることができる．

　調理方法として，濃いめのダシ，バター，乳製品，みりん，酒などでコクを付けることで味をはっきりさせることが重要である．

　例えば，コクのある味付けについては，患者は味噌やダシ醤油より鰹・昆布ダシを活かしたコクのある料理を好む場合がある．また，鰹ダシ・昆布ダシを別々に利用することで，口の中で両者が組み合わさってコクが俄然強くなる．このほか，魚介類や野菜類など旬の新鮮な食材を活かした味付けは味覚や唾液分泌機能に影響して患者の食欲を高めたり，酢飯，酢豚や鰯の三杯酢漬けのような酸味が肉・魚料理の味を引き立てるほか，カボチャを甘めに煮て甘味を強めたり，塩鮭のように塩味を効かせる工夫が患者の

食欲を高める．

　放射線照射中の患者の味覚を感じやすくさせるにおいの特徴は，ざるそばなど風味豊かなにおいや，全体的ににおいのしっかりした食事などである．

　においは人間の食べるという生命活動に重要な役割をはたしていることはいうまでもないが，人間のにおいに対する一般的な知覚は味覚との相互性をもっているとされている[10]．つまり，人間はにおいと味覚の一方のみではおいしさを適確に判断できず，おいしさに配慮した食事の提供というときにはにおいと味の両者に配慮する必要がある．

4 献立全体の彩りのよさ

　【献立全体の彩りのよさ】については，歯応えのある食感とはっきりとした温度，濃厚な味付けと風味豊かなにおいから影響を受けている．食感・温度・味付け・においに関する特徴をふまえたうえで，色彩感に配慮した献立全体の彩りのよさといった盛り付けの工夫により患者の食欲を保持できる．

2 累積照射線量が 30〜50 Gy の時期

　30〜50 Gy の食事では患者の【嗜好性】を加味したうえで，【滑らかな食形態】【咀嚼しやすい食感と頃合いの温度】【あっさりとした味付けと風味豊かなにおい】【季節感・副食量・刺激に配慮した献立全体】といった特徴の関係性に留意した食事を提供することが口腔内を労り患者の食べやすさにつながる．

1 滑らかな食形態

　【滑らかな食形態】とは口腔内の食物の拡散を防ぎ，舌触りや口腔粘膜にやさしい食形態の滑らかさを意味している．固形の食べ物は片栗粉，バター・植物油，ルーを使ってとろみを付けたり，ゼリーで包んだ食形態，麺類のような滑らかな口あたりの食形態を食事に取り入れることが有効である．

2 咀嚼しやすい食感と頃合いの温度

　【咀嚼しやすい食感と頃合いの温度】については，パサパサ感がなく容易に咀嚼でき食塊を形成できる食感と，口腔粘膜を刺激せずかつおいしさの感じられる頃合いの温度との相乗的な食べやすさと解釈できる．

　咀嚼しやすい食感の特徴は，クリームシチューやポトフのようなきめ細かな舌触り，煮物など柔らかさの中にも歯応えのある食感などが患者の食欲を高める．また米飯を食事に盛り込む際には，米粒がしっかり感じられる食感のほうがおいしく食べられる．

　累積照射線量が 30 Gy の付近では米飯と粥との違いで口腔粘膜炎による疼痛に大きな差がなく，医療者が疼痛に気が向くあまり米飯を粥にするなど食感を柔らかくすることで反対に患者の食欲を低下させてしまうことがあるので留意が必要である．

　頃合いの温度の特徴は，温かい料理と冷たい料理の組み合わせとそれらを交互に口に入れる工夫，前菜のような冷料理を取り入れることが患者の食欲を高める．

3 あっさりとした味付けと風味豊かなにおい

　【あっさりとした味付けと風味豊かなにおい】については，うま味を感じながらも淡泊な味付けと風味豊かなにおいが相乗して食事のおいしさを高めるととらえることができる．あっさりとした味付けの特徴は，甘味を活かした味付け，洋風ダシより和風ダシ，味噌汁よりすまし汁を選択し，和食を中心とした後味のよい味付け，辛みの強くない味付けが口腔粘膜の刺激を和らげ患者の食欲を高める．風味豊かなにおいは，和食など風味豊かで全体的ににおいのしっかりした食事などである．

4 季節感・副食量・刺激に配慮した献立全体

　【季節感・副食量・刺激に配慮した献立全体】については，副食を小分けにして少量ずつ盛り付けた献立や季節感の感じられる献立，牛乳を使ったまろやかな料理のある献立，反対に揚げ物料理や発酵食品を使った刺激のある料理を避けた献立が，口腔内を労りながら患者の食欲の保持につながる．

3 累積照射線量が 50 Gy 以上の時期

　累積照射線量が 50 Gy 以上の時期における食事では特に【刺激の少ない温度とにおい】に留意することが重要であり，【飲み込みやすい食形態】【口溶けのよい食感】【刺激の少ない味付け】の食事を提供することが患者の献立全体に対する食べやすさにつながる．さらにこの時期の患者の食欲を保持するには，医療者が【時間帯で変わる食事の食べやすさ】に留意したうえで食事内容を工夫することが重要である．

1 刺激の少ない温度とにおい

　【刺激の少ない温度とにおい】については，50 Gy 以上の照射に伴う口腔内乾燥，口腔粘膜炎の増強および嗅覚に配慮した食事提供の重要性を示唆している．刺激の少ない温度の特徴は，前菜のような冷料理を取り入れたり，食事を熱くもなく冷たくもない人肌程度に冷ますなどの口腔粘膜を刺激しない食事の温度に対する工夫が必要となる．刺激の少ないにおいの特徴は，ホカホカのにおいや香りの強い食事を避け，特に食べている最中よりも食べ始めるまでのにおいが食欲を低下させるため留意する必要がある．

2 食形態，食感，味付け

　【飲み込みやすい食形態】【口溶けのよい食感】【刺激の少ない味付け】については，スルッと飲み込みやすい食形態が口腔内や舌で口溶けのよい食感の食べやすさを高め，さらにこの口溶けのよい食感が刺激の少ない味付けに対する食べやすさを高めることで，疼痛の増強を回避しながら患者の献立全体の食べやすさにつながる．

　飲み込みやすい食形態の特徴は，固形の食べ物は片栗粉，バター・植物油を使ってとろみを付けたりゼリーで包んだ食形態，サラッとした汁物，麺類のような滑らかな口あたりの食形態を取り入れた食事が有効である．

　また，口溶けのよい食感の特徴は，とろけるジューシーさのある食感，きめ細やかな

舌触り，ふんわりと柔らかい食感，パサパサ感のない食感が患者の食欲を高める．

さらに，刺激の少ない味付けの特徴は，濃い醤油味や強いアク・辛みを避け，甘味を活かした味付け，洋風ダシより和風ダシ，和食を中心とした後味のよい味付けが献立全体の食べやすさにつながり，口腔内を労りながら患者の食欲を保持することができる．

3 時間帯で変わる食事の食べやすさ

【時間帯で変わる食事の食べやすさ】については，特に唾液の分泌が少ない時間帯である朝食において患者が今まで食べ慣れている食事，飲み込みやすい食事に配慮するなど，医療者が食事を摂取する時間帯と食事内容に留意する必要がある．

今後の課題

以上の食事の工夫に関する示唆をふまえた今後の課題として，さまざまな食品，調理内容，調理方法の中から，累積照射線量に応じて変化する有害反応の症状に適した具体的なメニュー・調理方法を考案していく必要がある．さらに放射線療法を受ける患者に対する食事提供については，本項で扱った嗜好性，食物特性，献立，摂取する時間帯および食欲との関係性だけでなく，がんの部位と大きさ，照射部位，患者の栄養状態，食事する環境および食事摂取量をふまえて検討していく必要がある．

事例　放射線治療で味覚変化の進行した患者──味覚よ，嗜好で蘇れ！

治療と引き換えにおいしく食べることをあきらめる……，病院で患者さんの嗜好なんて……．しかし，テーラーメイドによる病院食新時代の幕開けである．嗜好は，放射線療法による味覚変化の進行を緩やかにするだけでなく，おいしさを感じることができなくなっている患者の味覚を蘇らせるスパイスとなる．

きっかけは，放射線療法で入院中の頭頸部がん患者のAさん（50歳代，男性，累積照射線量 34 Gy 経過）のふとした昔話からはじまった．

長崎の生まれで，子どもの頃からちゃんぽんが好きでね．両親がよくちゃんぽんを食べに連れて行ってくれてね，懐かしいなあ……．高校を卒業して関西に就職してからも，週に何回かちゃんぽんを食べにお店に通っているんだよ．治療で味覚がおかしくなって，よりいっそう食べたくなる．ちゃんぽんだったらおいしく食べられるんじゃないかな……．

筆者の研究データをもとに管理栄養士の協力を受け，ちゃんぽんうどんをはじめとするメニューセットを提供させてもらった．するとどうだろう，Aさんがおいしいといって完食したではないか！　その後も，Aさんの嗜好について丁寧に耳を傾け食事を提供したところ，味覚変化の自覚症状が少しずつ和らぎ，以前と比べ味覚が蘇ってきた．

食事は人生の縮図でもあり，嗜好がその道程である．その道程を辿ることは，患者の味覚を蘇らせるコンパスなのかもしれない．その意味で，この場面は看護の力がコンパスとなり，療養中の生活を支え，生きる力を引き出す看護実践を垣間見た瞬間だった．

セットメニューの献立

- ちゃんぽんうどん
- 高野豆腐の煮物
- 杏仁豆腐

■ ポイント

- たくさんの野菜を彩りよく柔らかく，そしてシャキシャキ感を残したちゃんぽんうどん．麺はしっかりコシがありながらのどごしもよい．スープも牛乳を加えることでまろやかになる．小皿にとりわけ少し冷まして召し上がれ．
- なめらかな杏仁豆腐は，甘みと口当たりのやさしさが痛みを和らげ食欲アップ！

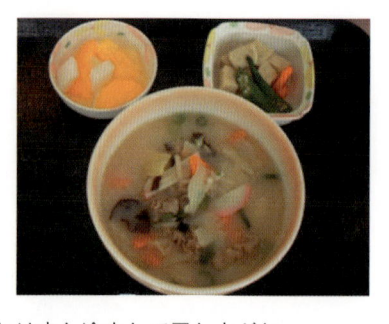

■ レシピ

ちゃんぽんうどん

材料（一人分）

うどん…………1玉	豚スライス………20 g	シーフードミックス…20 g
赤かまぼこ……10 g	キャベツ…………50 g	ニンジン……………10 g
モヤシ…………20 g	キクラゲ…………0.2 g	青ネギ………………5 g
ゴマ油…………2 g	塩，コショウ……少々	中華スープの素*……5 g
料理酒…………1 g	ショウガ…………1 g	牛乳…………………10 cc

＊中華スープの種類によって塩分は調整してください．

■ 栄養価（ちゃんぽんうどんのみ）

エネルギー……342 kcal
たんぱく質……14.7 g
脂質……………8.1 g
塩分……………2.6 g

引用文献

1) Ogama N, Suzuki S, Umeshita K, et al：Appetite and adverse effects associated with radiation therapy in patients with head and neck cancer. European Journal of Oncology Nursing 14：3-10, 2010.
2) Ogama N, Suzuki S：Adverse effects and appetite suppression associated with particle beam therapy in patients with head and neck cancer. Japan Journal of Nursing Science 9：28-37, 2012.
3) 菱川良夫（監），藤本美生（編）：看護の力でQOLを向上させる！放射線治療を受けるがん患者の看護ケア．pp.16-17, 日本看護協会出版会，2008.
4) Sato K, Kamata R：Quantitative examination of taste deficiency due to radiation therapy. Radiation Medicine 2：61-70, 1984.
5) Mirza N, Machtay M, Devine PA, et al：Gustatory impairment in patients undergoing head and neck irradiation. Laryngoscope 118：24-31, 2008.
6) Ogama N, Ogama N：Development of an oral assessment tool to evaluate appetite in patients with head and neck cancer receiving radiotherapy. European Journal of Oncology Nursing 17：474-481, 2013.
7) 大釜徳政，吉永喜久恵，江川幸二，ほか：口腔がん患者における放射線治療に伴う味覚

変化・口内反応と食物特性に関する基礎的研究．日本がん看護学会誌 20：51-60, 2006.
8) Ogama N, Suzuki S, Yasui Y, et al：Analysis of causal models of diet for patients with head and neck cancer receiving radiation therapy. European Journal of Oncology Nursing 14：291-298, 2010.
9) 西成勝好，大越ひろ，神山かおる，ほか（編）：食感創造ハンドブック．pp.25-42, サイエンスフォーラム，2005.
10) Potargowicz E：Smell：the unappreciated human sense. Postępy Higieny i Medycyny Doświadczalnej 62：87-93, 2008.

（大釜 德政）

Column

心に残るおいしい食事はいつまでも大切な宝物

　耳下腺がんのために手術と放射線療法および化学療法を受けたEさん（50歳代，女性）．放射線療法終了後しばらくしてようやく経口摂取が可能となったが，放射線療法後の副作用のため唾液がほとんど分泌されず，食事の味も食感もわからない状態が続いている．食事がおいしいと思えることは全くないそうで，なるべく柔らかい食べ物を選び，水分と一緒にどうにか飲み込むという食事になっている，とのことである．なかなか食事を楽しみようのないEさんに対して，看護師は時々食事の摂取状況をたずねる程度で，食事に関する話題にはあまり触れないようにしていた．

　そんなある日，看護師がEさんの隣のベッドで治療している女性患者と今まで食べたもので何が一番おいしかったかという話で盛り上がっていると，Eさんも話に加わってきた．

　「私は，何年か前に北海道旅行で行った函館山のレストランが忘れられないです．お肉もお魚も本当においしくて，夜景もすごくきれいでね．看護師さんにもぜひ行ってみてもらいたいわ」と笑顔で話してくれた．

　「今は治療のせいで，何を食べてもおいしくないけれど，あのときは美味しかったなーって，思い出すだけで，私は幸せな気持ちになれるの．だから看護師さん，またおいしい食べ物の話を聞かせてくださいね」としみじみと語った．

（狩野太郎）

第 3 章

特徴的な状況（症状と経過）にあわせた食事の工夫と看護援助

1 放射線化学療法を受ける食道がん患者への援助

1 食道がんにおける放射線化学療法

　食道がん患者は，がんそのものの症状により食道のしみる感じや飲み込みにくさなどを抱えている．さらに，放射線化学療法を受けることで，悪心・嘔吐，食道炎など，食事摂取に影響を及ぼすさまざまな有害反応を体験する．また，栄養状態の悪化のみならず，精神状態が不安定になる場合もあるが，治療スケジュールを完遂することで，最大の治療効果が得られる．そこで，本項では放射線化学療法の特徴をふまえ，食べることへの希望をもち続ける支援について述べる．

1 食道がん治療における放射線化学療法の位置づけ

　食道がんにおいて放射線化学療法は，放射線単独療法に比べ有意に生存率を向上させるため，外科的治療以外の標準的な治療である．**表3-1**に主な治療スケジュールを示した．薬剤投与量・放射線照射線量・治療スケジュールなどはさまざまであるが，5-FUとシスプラチンによる化学療法に放射線照射50〜60Gyを同時併用する治療法が広く行われている．

表3-1　主な治療スケジュール

対象病期	化学療法剤 5-FU	化学療法剤 シスプラチン	期間×コース数	放射線照射 1回量×回数	split
T1〜4N0〜1M0	1,000 mg/m²/日×4日	75 mg/m²	4週ごと×4	1.8 Gy×28	なし
T1N0M0	700 mg/m²/日×4日	70 mg/m²	4週ごと×2	2.0 Gy×30	1週
T4N0〜1M0	400 mg/m²/日×10日	40 mg/m²×2	4週ごと×2	2.0 Gy×30	2週
T4/M1/LYM	400 mg/m²/日×10日	40 mg/m²×2	5週ごと×2	2.0 Gy×30	2週
T4M0	300 mg/m²/日×14日	10 mg/m²	4週ごと×2	2.0 Gy×30	1週
T4/M1LYM	700 mg/m²/日×4日	70 mg/m²	4週ごと×2	2.0 Gy×30	1週
Stage Ⅱ-ⅣA	700 mg/m²/日×5日	70 mg/m²	4週ごと×2	2.0 Gy×30	1週
Stage Ⅱ/Ⅲ	1,000 mg/m²/日×4日	75 mg/m²	4週ごと×4	1.8 Gy×28	なし

〔日本癌治療学会：食道がん診療ガイドラインより引用〕

2 放射線化学療法による有害反応と発生時期

　放射線化学療法の有害反応は，化学療法によるものと放射線療法によるもの，両者によるものに分けられるが，厳密に区別することは難しい．5-FU，シスプラチンは粘膜障害を引き起こし高度の催吐性を有する薬剤である．そのため，悪心・嘔吐・食道炎・口腔粘膜障害・下痢・便秘などが生じ，食事への影響が大きい．

有害反応の発生時期

　悪心・嘔吐は，化学療法開始後24時間以内に起こるものを急性嘔吐，24〜48時間より始まり2〜5日続くものを遅発性嘔吐，化学療法開始前に治療室の光景やにおい，音などの条件を刺激として起こるものを予期性(予測性)嘔吐という．

　食道炎としては，照射開始後2〜3週間(累積線量20〜30 Gy)から食事の際につかえや痛みを感じるようになる．照射開始後3〜4週間(30〜40 Gy)にはさらに痛みが強くなり，食事摂取が困難となる．

　口腔粘膜障害は，口腔粘膜の細胞周期に関連しており，化学療法開始後2〜14日後に出現する．

2 食道がん患者の食べることを支える

1 食べることへの見通しをつける

　患者は，治療を乗り越えたいと思う反面，有害反応に対する不安を抱えている．治療前から，治療開始後の生活を具体的にイメージできるよう説明する．

有害反応を予測し，対処法を事前に指導する

　有害反応を予測し，その対処をイメージしておくことは，患者の不安の軽減につながる．
　悪心は治療直後から出現する可能性があるが，食べやすいものを食べられるときに食べればよいことや，どうしても食べられないときには点滴で体に必要なものを補うことができることを指導する．

　また，照射開始後2〜3週間は食事のつかえや痛みを感じるようになるが，食事を柔らかいものに変更したり，よく噛んで少量ずつ食べるという対処ができることを伝え，不安を軽減する．治療終了後は，2〜3週間で徐々に元の食事に近づけることができることを伝える．

　治療開始後も，有害反応や対処についての患者の理解度や不安な気持ちをその都度確認し，継続した情報提供や心理面のケアを行うことが重要である．

家族にも同様の説明をする

　患者の身近な家族も，患者の食事が進まないことで，体力の低下や病気の悪化など不安を抱く．家族にも患者と同様の説明が必要であり，治療開始後も患者と家族の関係性

を十分に観察し，患者にプレッシャーとなっていることがないかを確認する必要がある．

2 有害反応発生時における食べる工夫

1 悪心・嘔吐発生時の工夫

　有害反応発生を軽減するために，制吐薬として5-HT$_3$拮抗薬，NK$_1$受容体拮抗薬，副腎皮質ステロイドの支持療法が行われる．嘔吐時は，電解質を含むスポーツ飲料などをこまめに補給し，最初に口にするものはヨーグルトやゼリーなど冷たく香りの強くないものにする．嘔吐が続く場合には，水分や栄養剤を点滴で補給する．

■**栄養摂取の工夫**
　果物や生野菜のように，水分が多くシンプルなものも好まれ，具だくさんの汁物や，数種類の野菜や果物を組み合わせたジュースは，少量でもより多くの栄養を摂ることができる．また，市販商品もある温泉卵や卵豆腐，茶わん蒸しなどを活用し，タンパク質の摂取を勧める．

■**食べる環境の工夫**
　食事は治療前に軽くとり，治療後数時間は固形物を避ける．治療後は音楽を聴くなど気分転換を勧める．親しい人と一緒に食事をする，食事を彩りよく盛り付けるといった工夫も効果的な場合がある．また，料理を小さい食器に控えめに盛ることで，食べきれた達成感を得ることもできる．

　同室者の食事のにおいや食べられないことに対する負担感を感じている場合には，食事の場から離れ，気分転換ができるように配慮する．看護師はできる限り側に寄り添い，患者の気持ちを傾聴することが必要である．

2 食道炎発生時の工夫

　嚥下時に違和感が出てきたら，①1回の食事摂取量を少なめにする，②よく噛んで食べる，③パサパサしたものはスープに浸して柔らかくすることを指導する．

■**飲み込みやすくする工夫**
　工夫としては，のどごしのよい，体温に近い温度の食べ物をとり，硬いもの，辛いもの，酸っぱいものを避けたほうがよいということを伝える．嚥下時の痛みがある場合には，粘膜保護剤や鎮痛剤の使用を検討する．

　「つかえ感や嚥下時痛があっても口から食べたい」という患者には，飲み込むことはできなくても，口の中だけでも味わう体験ができるよう支援する．

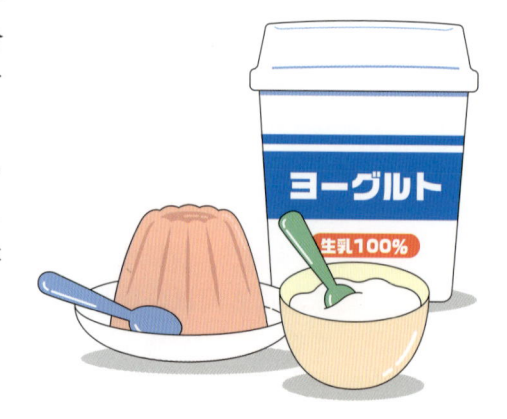

3 口腔粘膜炎発生時の工夫

口腔粘膜炎が起こりやすくなることを説明し，治療開始前から口内の清潔と乾燥予防について指導する．食べ物は，水分を多く含む薄味のものとし，固形の食べ物はとろみを付けたり，細かく刻むと食べやすいことを説明する．

3 食べることを楽しみながら安心して日常生活を送るための退院支援

治療が最後まで完遂できたことをねぎらい，治療終了後2〜3週間は食事への配慮が必要であることを伝える．患者の嗜好品を取り入れた食べやすい形態の食事指導や，放射線による食道炎についてのセルフケア指導を行うことで，食事を楽しみながら退院後の日常生活を安心して過ごせるよう支援する．

事例 根治的放射線化学療法を受ける食道がん患者

事例

Yさん　76歳，男性．

2〜3か月前から食事時のつかえ感を自覚していた．病院を受診した結果，胸部食道がんステージⅢ（cT3N1M0）と診断された．高齢であることから，手術ではなく放射線化学療法を希望した．

既往歴：高血圧
飲酒：日本酒3合/日
喫煙：20〜76歳まで20本/日
趣味：散歩，畑仕事，昔は登山をしていた
家族構成：妻と長男夫婦，孫2人と同居，長女も自宅近くに住んでいる
治療方法：根治的放射線化学療法（シスプラチン＋5-FU＋放射線治療60 Gy/30 fr.）．治療スケジュールを図3-1に示す

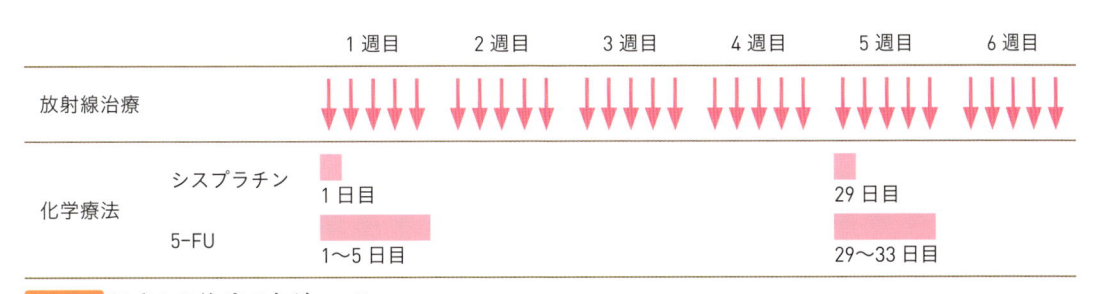

		1週目	2週目	3週目	4週目	5週目	6週目
放射線治療		↓↓↓↓↓	↓↓↓↓↓	↓↓↓↓↓	↓↓↓↓↓	↓↓↓↓↓	↓↓↓↓↓
化学療法	シスプラチン	1日目				29日目	
	5-FU	1〜5日目				29〜33日目	

図3-1　Yさんの治療スケジュール

治療経過と看護援助

治療前

　医師や看護師，薬剤師から治療について，有害反応とその対処方法について，使用する薬剤についてなどの説明を受けた．Yさんは，悪心によって食欲が落ち，食事がとれなくなることで体力が落ちてしまうのではないかということに不安を感じていた．看護師は，症状出現時に早期から介入できるよう，適切な対処法はどのようなものがあるのかをYさんと一緒に考えた．Yさんからは，「抗がん剤で食欲が落ちても，好きなおでんなら食べられるかもしれない」という発言が聞かれた．

　また，喫煙，飲酒の習慣があったため，有害反応を最小限に治療を完遂するためにも，禁酒や禁煙の必要性について説明を行い，理解を得た．その後，抗がん剤投与のため，治療前日に右鎖骨下静脈より中心静脈カテーテル挿入となった．

治療開始～1週目

　治療開始後，4～5日目あたりから食欲低下と悪心が出現し，今までほぼ全量摂取できていた病院食の摂取量が3～5割程度まで低下した．食欲低下，悪心について症状のアセスメントを行い，悪心増強時には制吐薬を使用した．

　食事は無理に摂取しなくてよいことを伝え，食べたいときに食べたい物を少量ずつ摂取するように勧めた．また，プリンやゼリー，アイスクリーム，うどんなど，口当たりのよいものは摂取しやすいため，試してみるように提案し，ゼリーやプリンが食べやすいとの発言が聞かれた．

○ **食欲低下，悪心出現時の食事摂取の工夫**
- 食事は無理に摂取しなくてよいことを伝え，好物など食べたいときに食べたい物を少量ずつ摂取するよう促す
- プリンやゼリー，アイスクリーム，うどん，そうめんなど口当たりのよいものや，カップ麺や稲荷寿司など味のはっきりしたものは摂取しやすいため，試してみるように提案する
- 病院食に嗜好品を取り入れられるよう，栄養士に相談する
- 食事のにおいが気になるときは，冷ましてから摂取する
- 栄養状態の把握や改善のため，NST（栄養サポートチーム）の介入を検討する

治療開始2～3週目

　食事摂取量の低下のため，化学療法施行後は1日1,000 mLの点滴を行った．その後，悪心は徐々に改善がみられた．病院食の摂取量はなかなか増えなかったが，ゼリーやプリンなどに加え，家族の持参した好物のおでんなど，嗜好品も少量ずつ摂取することができていた．

　Yさんより，「毎回こんなにたくさん食事が出るけど，ちょっとしか食べられないか

らほとんど残すようになっちゃうよ」という発言が聞かれたため，食事の全体量を1/2に減らし，少しでも全部食べられたという気持ちをもてるように工夫した．食事量を1/2に減らしてからは，「昼はおかずだけ全部食べたよ」など，少量でも全部食べられたという満足感を得ることができるようになった．

　また，食事時に気分転換ができるよう，窓の外の山が見えるようテーブルをセッティングしたことで，趣味だった登山を思い出し家族と話をするなど，楽しみながら食事の時間を過ごすことができていた．

○食欲低下，悪心出現時の食事環境の工夫
- 食事時に気分転換ができるよう，音楽をかけたり病室内や食堂内の窓から景色を眺められるような場所をセッティングする
- 食欲がないときは，食事の全体量を1/2程度に減らすなど，少しでも全部食べられたという満足感をもてるようにする
- 食事制限がなければ，家族に嗜好品を持参してもらう
- 食事の時間を楽しむために，家族と一緒に食事をとる
- 食事時間に病室内など周囲のにおいが気になるときは，一時的にロビーなどに移動する

■治療開始2週目
　治療開始2週目になると，白血球数が1,500/μLまで低下し骨髄抑制がみられたため，うがい，手洗い，マスクの着用など感染予防行動について指導した．また，口腔粘膜炎が出現したため，アズノール®含嗽液が開始となった．口腔ケアは毎日行えており，口内痛による食事への影響はほとんどみられなかった．

○白血球減少時の対応
- 骨髄抑制による白血球，好中球減少が著しい場合，食事が加熱食に変更となる場合があるため，医師と相談する

○口腔粘膜炎出現時の対応
- 酸味や塩味により口内のしみ感が出現することがあるため薄味にし，しみるものの摂取は口腔粘膜炎が改善するまで控える
- 口腔内の清潔は味覚にも影響するため，治療前から口腔内のセルフケアレベルを把握し，治療中も口腔ケアが継続できているか確認する
- 口腔粘膜炎に効果のある含嗽液や軟膏の処方を医師に依頼し，口腔粘膜炎の治癒促進を促す

■治療開始3週目
　治療開始3週目の中盤より嚥下時の違和感が出現し，Grade 1の嚥下障害がみられ始め，食前に粘膜保護剤のアルロイドGが開始となった（以下，GradeはCTCAE v4.0 日本語訳JCOG版を用いる）．

治療開始 4～5 週目

　悪心は改善し，食欲も徐々に改善がみられた．しかし，5 週目より 2 クール目の化学療法を施行したため，治療開始 5 週目後半より食欲低下，悪心が再度出現した．

　治療開始 4 週目以降，嚥下障害は，Grade 2 に悪化した．食事時のつかえ感も増強し，嚥下時のヒリヒリとした疼痛も出現したため，食前にポンタール®シロップの内服が開始となった．Y さんから，「痛み止めを飲んでも，痛いのには変わりないな．なんとか頑張って食べているよ」との発言が聞かれた．

　化学療法による食欲低下と嚥下時痛のため，治療開始 5 週目には食事摂取量は 1～2 割程度まで低下がみられ，中心静脈カテーテルより高カロリー輸液が開始となった．医師からも好きなものは食べてよいと許可があり，Y さんは「点滴をしていれば食べられなくても安心だね，好きなものだけつまむ程度に食べるよ」と点滴による安心感を得ることができた．

放射線食道炎による嚥下障害出現時の対応

- 食事時のムセや咳嗽など，嚥下状態についてアセスメントし，誤嚥の兆候がないことを確認する
- 一口を小さくし，よく噛んでから少量ずつ飲み込むように摂取する
- 熱いもの，辛すぎるものなどは粘膜への刺激となるため摂取を控える
- 食前に食道粘膜保護のため，アルロイド G など粘膜保護剤の内服を行う
- 嚥下時痛出現時は，ポンタール®シロップ，ロキソニン®などの鎮痛薬を使用する
- つかえ感が増強し常食の摂取が困難な場合は，患者と相談し全粥や五分粥などに変更する
- 少量で高カロリーの飲料や栄養補助食品を利用する
- より専門性の高い，摂食・嚥下障害認定看護師や言語聴覚士（ST）と連携する
- 食道炎症状が増悪し，食事摂取に苦痛を伴う場合や食事摂取ができない場合は無理をせず，食道粘膜の安静のため，中心静脈栄養に切り替えることもある
- 中心静脈栄養となった場合も，医師の許可があれば経口摂取可能な場合もあり，食事の楽しみをなくさないためにも嗜好品など摂取について，医師と相談する

治療開始 6 週目

　食欲低下や悪心に加え，嚥下時痛の増強がみられたため，中心静脈カテーテルより高カロリー輸液の投与を継続していた．

　Y さんより，「この前までちょっとつまむ程度食べていたけど，最近は全然食べられないから食事を止めてほしい」との希望があり，病院食を中止し，好きなときに好きなものを適宜摂取していた．

　看護師は一番症状が辛いのは治療が終盤の今の時期であること，放射線性食道炎は治療が終われば徐々に改善することを伝え，安心感を与えられるように関わった．また，最後まで治療が完遂できるよう，患者の辛さを受け止め，食事の方法など今行っている

対処法でよいことを伝えた．

治療終了後

　治療が無事に終わったことでYさんの安心した表情が伺えた．看護師は，辛い症状が出現したなかでも，治療を最後まで完遂することができたことをねぎらった．
　治療終了後，放射線性食道炎は徐々に改善がみられた．

■退院後の生活を見据えて

　退院を見据えて，退院後の生活について，治療終了後も2～4週間程度は放射線性食道炎は継続するが，徐々に改善していくことを説明した．また，症状が改善するまでは現在の対処法を継続するように指導した．Yさんからは，「食事は妻が柔らかく作ってくれるって言っていたから大丈夫です．飲み込むときの痛みもだいぶよくなったけど，しばらくは痛み止めも飲んだほうが食べるのに安心だね」といった発言が聞かれた．
　その後，食事摂取量が8割以上に安定したため中心静脈カテーテルを抜去し，治療終了後2週間で退院となった．

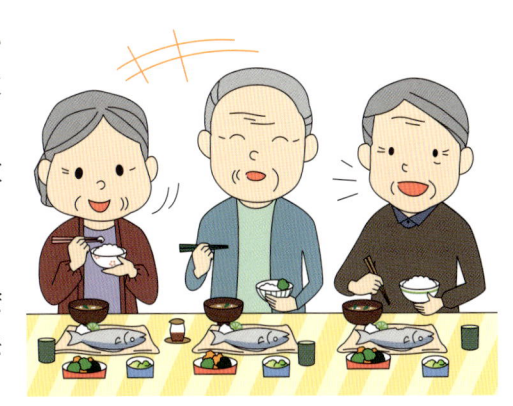

参考文献

1) 馬場秀夫（編）：消化器がん化学療法看護のポイント．メディカ出版，2011．
2) Eaton LH, Tipton JM（Eds）：Putting Evidence into Practice: Improving Oncology Patient Outcomes. Oncology Nursing Society, 2009. Eaton LH, Tipton JM, Irwin M（Eds）：Putting Evidence into Practice: Improving Oncology Patient Outcomes, vol 2. Oncology Nursing Society, 2011／鈴木志津枝，小松浩子（監訳）：がん看護PEPリソース—患者アウトカムを高めるケアのエビデンス．医学書院，2013．
3) 福島雅典，柳原一広（監）：がん化学療法と患者ケア，第2版．医学芸術社，2007．
4) 井上俊彦，山下孝，齋藤安子（編）：がん放射線治療と看護の実践 部位別でわかりやすい！最新治療と有害事象ケア．金原出版，2011．
5) 丹生健一，佐々木良平（編），鈴木志津枝（編集アドバイス）：カラーアトラス目で見て学ぶ放射線療法の有害反応．日本看護協会出版会，2011．
6) 日本食道学会（編）：食道癌診断・治療ガイドライン2012年4月版，第3版．金原出版，2012．
7) 野村和弘，平出朝子（監），加藤抱一（編）：がん看護実践シリーズ4　食道がん．メヂカルフレンド社，2008．
8) 食と栄養トータルケアプロジェクトチーム（編）：がん患者さんのためのレシピと工夫．千葉県がんセンター，2013．

（瀬沼 麻衣子，藤本 桂子）

2 主婦役割をもち通院化学療法を受ける乳がん患者への援助

1 乳がんにおける化学療法

　近年，化学療法の治療の場は入院から外来へと移行している．患者は化学療法を継続しながら，日常生活を営み，自宅で起こった副作用に自分で対処しなければならない．また，乳がんの罹患率は30歳代から上昇し，40歳代後半から50歳代前半でピークを迎える．他のがん種と比較し，好発年齢が40歳代と若いことが特徴である[1]．

　この時期は，家庭で妻として母としての役割，親の介護のほか，職場，地域社会でもさまざまな役割を併せもつ．これらの役割をはたしながら，化学療法を継続するためには，患者が自分自身で副作用に対処する力＝"セルフマネジメント能力"を高めることが求められる．

　本項では，乳がんにおける化学療法の特徴を理解し，主婦役割をもち通院化学療法を受ける乳がん患者への援助について解説する．

1 術前・術後の化学療法の特徴

　術前・術後には，アントラサイクリン系の抗がん剤とタキサン系の抗がん剤が主に使用される[2]．FEC療法とタキサン系抗がん剤の組み合わせや，TC療法，AC療法，

表3-2 乳がんにおける化学療法のレジメン

レジメン名	薬剤名	投与法	投与日	治療間隔	特徴的な副作用
FEC療法	フルオロウラシル（5-FU） エピルビシン（ファルモルビシン®） シクロホスファミド（エンドキサン®）	静注 静注 静注	d1 d1 d1	3週ごと	悪心・嘔吐，食欲低下，骨髄抑制，口腔粘膜炎，脱毛，出血性膀胱炎など
TC療法	ドセタキセル（ワンタキソテール®） シクロホスファミド（エンドキサン®）	静注 静注	d1 d1	3週ごと	悪心・嘔吐，食欲低下，脱毛，便秘，浮腫，出血性膀胱炎など
AC療法	ドキソルビシン（アドリアシン®） シクロホスファミド（エンドキサン®）	静注 静注	d1 d1	3週ごと	悪心・嘔吐，食欲低下，骨髄抑制，脱毛，心毒性など
クラシカルCMF療法	フルオロウラシル（5-FU） メトトレキサート（メソトレキセート®） シクロホスファミド（エンドキサン®）	静注 静注 経口	d1 d1 d1〜14	4週ごと	悪心・嘔吐，食欲低下，骨髄抑制，口腔粘膜炎，味覚変化など

〔日本乳癌学会：乳がん診療ガイドライン[1] 薬物療法，2010年度版，金原出版，2010より一部改変〕

CMF療法などがある(**表3-2**).

FEC療法など催吐頻度が高いレジメンの場合には，化学療法による悪心・嘔吐が出現するリスクが高い．そのため，症状が出てから対処するのではなく，あらかじめ十分な予防策をとり，症状を最小限に抑えることがポイントである．

副作用症状への対処

その他の副作用として，食欲低下，口腔粘膜炎，脱毛，骨髄抑制，便秘などが挙げられる．当日に起こりうる症状についてはできる限り予防し，早期に発見し，対処することが求められる．しかし，その他の副作用については，患者が自宅に戻ってから体験する症状がほとんどであるため，自分で対処できるよう支援することが重要である．

2 再発・転移の化学療法の特徴

HER2陰性再発・転移乳がんの化学療法として，1st line，2nd lineではアントラサイクリン系とタキサン系を中心としたレジメンが実施されている．3rd line以降では，カペシタビン(ゼローダ®)，S-1(ティーエスワン®，TS-1)，ビノレルビン(ナベルビン®)，ゲムシタビン(ジェムザール®)や，イリノテカン(トポテシン®)，エリブリン(ハラヴェン®)，などの薬剤が使用される[2]．

生存期間の延長・症状緩和

術前・術後の治療とは異なり，乳がんの再発・転移の場合，化学療法の目的は生存期間の延長や症状緩和となる．病状によっては治療をできる限り継続しなければならない．そのため，いかに副作用による苦痛を軽くし，QOLを保ちながら日常生活を送るかが重要になる．

また，がんの進行に伴い，疼痛や食欲低下，倦怠感といった身体的苦痛がすでにある場合もあり，化学療法による副作用のほか，さまざまな苦痛に対する症状マネジメントが求められる．

3 乳がんの化学療法による食への影響

直接食事に影響する副作用として，悪心・嘔吐，食欲低下，味覚変化，口腔粘膜炎などが挙げられる．多くの場合，症状は1つではなく複数の症状が重なって起こっており，時期によって変化する．そのため，食事が十分に摂取できない状況が持続する場合もある．食事が思うように摂取できないということは，患者にとって辛い体験であり，食に対する看護支援が不可欠である．

家族への影響

主婦役割をもつ乳がん患者の場合，自分自身の食事への影響だけでなく，家族への影響も考えなければならない．例えば，においに敏感になり気持ち悪くなる，味覚の変化により料理の味付けができない，あるいは倦怠感が強く料理ができないなど，副作用によって普段の役割がはたせず，家族全体の食事に影響を及ぼすこともある．そのため，

副作用に対する症状マネジメントと同時に，家事や育児などの役割をはたすことができるよう支援することも重要である．

以降では，主婦役割をもち通院による外来化学療法を受ける乳がん患者の症状と経過にあわせた食事の工夫と看護援助について具体的に解説する．

2 症状と経過にあわせた食事の工夫と看護援助

1 症状や治療スケジュールにあわせた食事の工夫

1 治療のスケジュールを理解する

まず，治療のスケジュールを確認する．治療スケジュールにあわせて，患者自身の予定も一緒に考えられるとよい．

例えば，仕事をいつから始められそうか，あるいは子どもの卒業式や入学式を目前にしているか，など治療全体の経過をとらえる．

また，治療で起こりやすい副作用と時期について把握することも欠かせない．抗がん剤治療の副作用として，何がいつごろ出現するかある程度わかっている(図3-2)．そのため，それを事前に知っておくことは食事への影響を理解するうえで有用である．

2 副作用のパターンと日常生活の変化をつかむ

実際に治療を行うと，副作用の程度，出現時期には個人差がある．そのため，副作用のパターンと日常生活の変化をつかむことが必要となる．

例えば，化学療法の治療日誌(図3-3)などを活用し，治療後の様子を記録しておくと，生活の変化を把握することができる．副作用への対処や気がかりなこと，そのときの気持ちなどを併せて記録しておくと，次の治療に役立つ情報となる．

また，これらを医療者間で共有することで，連絡ツールとしても活用できる．セルフモニタリングを促すことは，患者自身が自分で対処する力を高めることにつながる．

3 副作用のパターンにあわせ食事を見直す

上記2項目をふまえて，副作用による食事への影響が明らかになる．

例を挙げると「吐き気が1週間続いたけど，うどんやお粥なら何とか食べられました．10日後には食欲も出てきたけど，口内炎で食べ物がしみちゃって……」と話す患者がいたとする．起こった症状と時期，食事への影響を振り返り，次の治療に向けて見通しを立てる．治療後に備え，食べやすい物を事前に準備しておく，食べやすい物を中心としたレシピのバリエーションを増やす，口腔粘膜炎が出現したときには熱い物や刺激の強い物は控え，口当たりのよい物にしてみるなど，副作用のパターンにあわせて食事を工夫する．

自分でわかる副作用

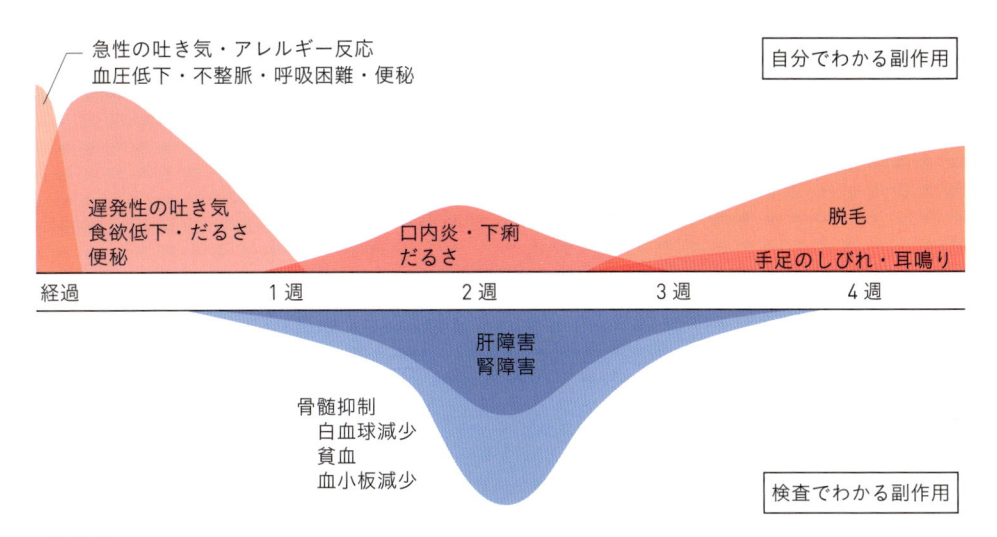

- 急性の吐き気・アレルギー反応
  血圧低下・不整脈・呼吸困難・便秘
- 遅発性の吐き気
  食欲低下・だるさ
  便秘
- 口内炎・下痢
  だるさ
- 脱毛
  手足のしびれ・耳鳴り

経過　1週　2週　3週　4週

- 肝障害
  腎障害
- 骨髄抑制
  白血球減少
  貧血
  血小板減少

検査でわかる副作用

図3-2　化学療法によって起こりやすい副作用と発現時期
〔国立がん研究センターがん対策情報センター　がん情報サービスより引用〕

日付		2/19(木)	/20(金)	/21(土)	/22(日)	/23(月)	/24(火)
体温(℃)		35.8	35.7	35.9	36.1	35.2	35.8
体重(kg)		75	75	75.2	75.1	74.2	73.7
血圧(mmHg)		128/80	136/78	138/76	128/79	131/82	115/74
脈拍(/分)		72	69	62	68	63	76
消化器症状	吐き気	有・⦿無	有・⦿無	有・⦿無	有・⦿無	有・⦿無	有・⦿無
	嘔吐	0回	0回	0回	0回	0回	0回
	下痢	1回	1回	0回	0回	5回	0回
	便秘	有・⦿無	有・⦿無	⦿有・無	⦿有・無	有・⦿無	有・⦿無
	口内炎	有・⦿無	有・⦿無	有・⦿無	有・⦿無	有・⦿無	有・⦿無
手足の感覚（しびれ）		⓪・1・2・3	⓪・1・2・3	⓪・1・2・3	⓪・1・2・3	⓪・1・2・3	⓪・1・2・3
		0：しびれなし　1：多少しびれがあるが動作に影響ない 2：動作がしにくいが日常生活に支障ない　3：日常生活に支障をきたす					
・検査結果 ・気になることなど		声が少しかれてくる.	左・同	←	←	←	←
		以前にもあった	味覚も変わる 食べ物すべてまずい 今回から	←	←	下痢始まるがあまりひどくない	味覚が少し戻ったみたい

図3-3　筆者の施設で活用している「外来化学療法日誌」（記入例）

2 症状別の食事の工夫と看護援助

悪心・嘔吐，食欲不振

　化学療法による悪心・嘔吐や食欲低下がみられるときは，少量ずつ数回に分け，無理のない食事を勧める．

　この時期は食物が長時間胃に停滞していることで悪心を催すこともあるため，揚げ物や脂質の多い食品を避け，消化のよい食材を選ぶ．よく噛んで食べることも消化吸収に役立つ．

　個々の嗜好や時期によっても異なるため，どのような物なら食べられるか一緒に考えられるとよい．食事メニューは，できるだけ手軽に準備できるものを選ぶ．

口腔粘膜炎

　口腔粘膜炎に対する予防・治療と同時に食事の工夫が欠かせない．粘膜を傷つけないよう刺激物や熱い物は控え，乾燥しやすい食材は避け，なるべく水分を多く含み，柔らかく口当たりのよいものにする．

　口腔粘膜炎になったら，食事にとろみを付け，細かく刻んで食べやすくするといった食事形態の工夫が必要となる．症状があるときは食事内容を振り返り，個々の症状に応じた工夫ができるとよい．こうした食事の工夫と同時に，歯磨き，含嗽といった基本的な口腔ケアを継続できるように支援する．

味覚変化

　味覚変化に対しては，個々の症状にあわせた味の調整や食事を工夫する．例えば，ダシを濃いめにとる，洋食ではバターや乳製品，和食ではみりんや酒でコクを出す，味にアクセントを付けることなども工夫の1つである．

　また，主婦である患者にとって味覚変化は家族の食事に大きな影響を与える．味覚変化症状が強い時期には，普段の味付けがうまくできないこともある．そのようなときには，家族に最終的な味の確認や仕上げを頼んでみることも対処の1つである．

3 食べやすいメニュー

　主婦役割をはたす乳がん患者にとって，食事は自分だけでなく家族のことも考えなければならない．治療を継続しながら，家事や育児，仕事などさまざまな役割を担う患者にとって，いかに簡単に手軽に作れるかが重要なポイントである．

　これまで経験した患者や家族の工夫や体験を参考に，食べやすいメニューや食事の工夫について図3-4に示す．

4 治療に備えた準備

　悪心が強い時期，においに敏感になっている時期の調理は，負担の大きい作業である．そのため，前もって治療前に作り置きをし，それを小分けにし，冷凍保存しておく

さっと手軽に食べられる一口おにぎり

■材料
ご飯(適量)，塩 少々，好みの具材(鮭，コンブ，梅，タラコなど)，ノリ

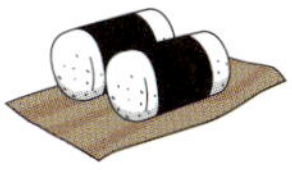

■作り方
ご飯に具材を包み，塩を少量まぶし俵形ににぎり，ノリを巻く．

- 小さなお子さんがいる方は，子ども用も準備しておくと便利．

麺類のバリエーションを増やすそうめん・にゅうめん

■材料
そうめん，他の具材は作り方参照

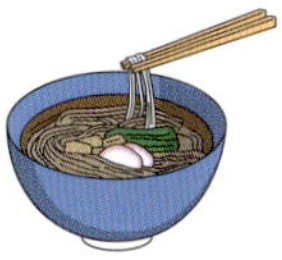

■作り方
〈冷やしそうめん〉
①麺をゆで，水にとって水気を切り，器に盛る．
②好みのつゆで食べる(そうめんつゆ，すりゴマ，練りゴマを加えたゴマつゆなど)．

〈にゅうめん〉
①はそうめんと同じ．
②ダシ汁にしょうゆ・みりん小さじ1を加え煮立て，そうめんをいれてひと煮する．
③溶き卵，ネギ，ホウレン草，ワカメなど好みの具材を加えてみてもよい．

- 余ったそうめんを利用して，そうめんチャンプルを作ってみてもよい．

野菜もしっかりとれる自分好みのコンソメスープ

■材料
食べられそうな野菜(人参，ジャガイモ，玉葱，キャベツなど)
ベーコンまたはソーセージ，水，固形コンソメ1個

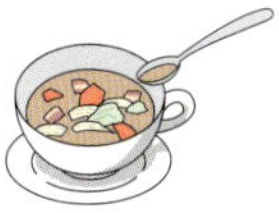

■作り方
①具材は小さめに角切りにする(治療前に準備しておいてもよい)．
②鍋に具材と水を入れ火にかける．アクをすくい，野菜にある程度火が通ったらコンソメを加えしばらく煮込む．
③根菜が煮えたら，塩コショウで味を調える．

- においが気になる場合は冷やして食べるとよい．余ったスープにはトマト(トマト缶，トマトソースでもよい)を加え，トマトスープにするとおいしく食べられる．

果物を凍らせるだけ簡単シャーベット

■材料
好みの果物〔ブドウ(種なしがおすすめ)，スイカ，梨など〕

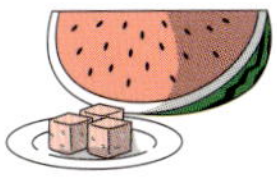

■作り方
①食べられそうな果物の皮をむき，食べやすい大きさにカットする．
②金属バットや皿にくっつかないよう並べ冷凍庫で凍らせる．

- シャーベットは食べやすいがつくる手間は省きたい．そんなときは果物をそのまま凍らせてみる．悪心やにおいに敏感な時期に適している．

図 3-4 食べやすいメニュー，食事の工夫の例

とよい．そうすれば食べたいときにすぐに取り出せて便利である．

　また，家族の食事の献立を考えることや調理も必要である．この負担をできる限り減らせるよう，あらかじめレトルト食品を準備したり，大変なときはお総菜や弁当，宅配サービスなども活用し，うまく手を抜くことも対処の1つである．

5 情報収集と相談窓口の活用

1 情報収集ツールや冊子を活用した情報提供

　化学療法中の食事の工夫やレシピを掲載した書籍もあり[3]，こうした書籍を活用することも有用である．また，スマートフォンなどでインターネットを日常的に活用している患者には，これらから入手できる情報，閲覧できるレシピ[4]や検索アプリ（**図3-5**）について伝えてもよい．インターネットを活用しない患者にはパンフレットや冊子など，自宅に帰ってからも振り返ることができる資料があるとよい．それぞれの情報収集ツールにあわせて，活用できる方法で情報提供を行うことが効果的である．

2 栄養相談窓口の活用

　よりきめ細やかな情報提供や個別の状況にあわせた情報を求める患者，家族も少なくない．例えば，治療中の食欲低下に悩んでいるが，糖尿病を合併しているためカロリー制限がある場合など，個別の相談に対応するために，栄養士による栄養相談窓口を活用する．こうした窓口を把握し，ニーズに応じて相談が受けられるよう調整することも大切である．

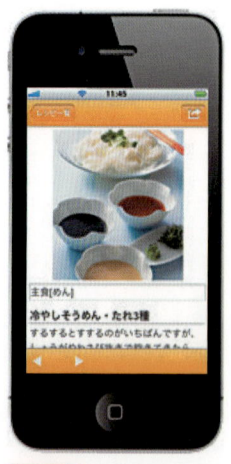

図3-5 iPhone，iPod用アプリ「がん治療と食事」
（開発：TAIHO PHARMACEUTICAL CO.,LTD. 作成：静岡県立静岡がんセンター／大鵬薬品工業株式会社）
※ http://survivorship.jp/app/ よりダウンロード

3 化学療法時の主婦役割の工夫と看護援助

　本項では，主婦役割をもつ乳がん患者に焦点を当てている．この時期の患者はどのような役割を担っているのだろうか．

　例えば，幼い子どもを抱えている30歳代の女性の場合，母として妻としての役割を担っている．また，働きながら両親の介護をしている60歳代の女性の場合には，職場での役割に加え，娘としての役割も担っている．それらに乳がん患者という役割が加わったとき，家事や育児，仕事，介護に加えて，治療に伴う副作用に対処することが求められる．そのため，いかに役割を調整し，治療期を過ごせるかが重要なポイントとなる．以下に，主婦役割の工夫と看護支援について示す．

1 患者の体験を理解する，症状を客観的に伝えられるよう支援する

　筆者は，外来化学療法中の乳がん患者に「治療が終わって数日はだるくて気持ちが悪い．こんなに辛いのに，頑張れば家事も全部自分でできてしまう．家族は元気だと思って何もしてくれない．結局，この辛さはわかってもらえない」という悩みを打ち明けられたことがある．

　化学療法によって起こる副作用には倦怠感，悪心といった主観的な症状も多く，他者にはわかりにくい一面がある．この患者の場合，家族に辛さをわかってもらえないと感じ，辛い，寂しいといった感情が隠れていた．まず医療者がその気持ちを受け止め，家族にも同じように伝えてみることを提案してもよい．

2 サポートを求める，役割を他者に委ねる

　「治療が始まったら，主人が急に洗濯をしてくれるようになった．今では自分ができないときにお願いしている」，「治療の日は友達に子どもを任せるようにした．そうしたら気持ちが楽になった」と，他者に役割を委ねることで自分の負担が減り，楽になる場合もある．

　他者に任せることができない，あるいは委ねることによる煩わしさもあるかもしれない．しかし，サポートを得るという体験は貴重であり，治療以外の場面でもいかされるだろう．サポートを求め，役割を他者に委ねることも大切な対処法である．

3 負担を最小限にする工夫

　副作用による日常生活への影響が大きい場合は，その時期の自分の役割や仕事量を調節する．仕事であれば，治療スケジュールや副作用の状況によって業務内容を相談してみる．家事であれば，その時期だけはいつもより手を抜いて，自分の休息のための時間をつくる．育児の場合は家族や友人に支援を求める，あるいはファミリーサポートなど地域の支援を活用してもよい．このように治療期間の負担やストレスを少なくできるような対策を立てることも大切である．

事例 主婦の役割をもち外来術前化学療法を受ける患者

事例

Aさん　40歳代，女性
診断名：乳がん，術前化学療法
家族構成：夫，子ども（4歳，6歳）の4人暮らし
レジメン：FEC療法（表3-2）
職業：専業主婦

　術前化学療法として治療が始まったAさん．治療開始前から表情が硬く「この先どうなるんだろう．治療も怖くてたまらない」と緊張した面持ちで話した．治療後，当日の夜から悪心が出現し，嘔吐が続いた．悪心は1週間持続し，食事もほとんどとれないため，果物やゼリーを摂取して過ごした．1週間を過ぎると体調は回復し，その後は口腔粘膜炎と倦怠感が出現したが，時間経過とともに改善した．次の治療にやってきたAさんは，化学療法を受ける部屋に入ると悪心が出現．「においで気持ち悪くなってしまう」と話し，「また同じようになるのが辛いです．食べることが好きなのに，食べられないことがこんなに辛いなんて．子どもたちにも心配させちゃって．この先続けられるのか不安です」と話した．

アセスメント

■Aさんに生じている悪心・嘔吐の輪郭をつかむ

　悪心は当日〜1週間持続している．その時々で程度は変化するがCTCAE v4.0でGrade 1〜2，嘔吐はGrade 1であった．1回目の治療では急性・遅発性悪心・嘔吐であったが，それらの苦痛体験から，2回目の治療では予測性の悪心・嘔吐が出現している．その後は軽快していることから化学療法によるもので，その他の原因はないようだ．もともと不安や緊張が強く，心理的な側面も影響を与えた可能性がある．

［ポイント］
　起こっている症状を客観的に評価し，程度や持続時期，日常生活への影響から特徴をつかむ．このことは，症状への対処を考えるうえで必要な情報となる．

■悪心・嘔吐によるAさんの症状体験を理解する

　もともと食べることが好きなAさん．料理も得意であり，子どもたちに料理をつくることが楽しみであった．Aさんは「食べられないってことがどんなに辛いか思い知りました．本当にしんどかった．子どもたちにご飯をつくってあげられなくて実家の母に来てもらった．何もできなくて，子どもにも母にも迷惑をかけちゃって申し訳ない」と話した．Aさんにとって食べられないということの辛さは想像以上であり，家族の負担への心配，申し訳なさと同時に，母としての役割をはたせない苦悩が存在していた．

［ポイント］
　症状のなかには主観的な体験も多い．そのため客観的な評価だけでなく，患者自身がその症状によってどのような体験をしているのか理解することが大切である．

■悪心・嘔吐に対するAさんのセルフケアを振り返る
　初めての治療であり，緊張や不安が強いなか，Aさんは毎日の変化を治療日誌に細かに書き記していた．処方されていたNK₁受容体拮抗薬（イメンド®）とデキサメタゾン（デカドロン®）は指示通り内服している．悪心・嘔吐が強い期間には果物やゼリーしか食べられなかったが，食べやすい物を自分なりに模索しており，トマトや柑橘系の果物が食べやすかったと話した．また本当に辛いときには，実母にサポートを依頼し手伝ってもらっている．
［ポイント］
　症状に対してAさんがどのように対処できたか一緒に振り返る．Aさんにとって辛い時期にも，自分なりに模索し摂取できる物を中心に食べられている．できている部分も多いととらえることもできるが，本人の評価は低い．

■もともとのAさんについて理解する
　食べることや料理が好きなAさん．家族の好きな料理を聞きながら毎日の献立をたてることを楽しみにしている．専業主婦として2人の子どもを育て，今まで他者に頼ることなくやってきた．人に頼られることのほうが多く，両親からも頼りにされてきたようだ．
［ポイント］
　治療が始まると，そのときの患者の状態や症状だけに注目しがちである．単に化学療法をしているAさんではなく，食べることや料理が好きなAさんととらえると，アプローチの方法も変化するかもしれない．

看護援助
■悪心・嘔吐，それ以外の症状について症状マネジメントを図る
　治療当日5-HT₃受容体拮抗薬が投与され，NK₁受容体拮抗薬とデキサメタゾンはきちんと内服できている．しかし，悪心・嘔吐が持続しており，予測性悪心も生じていることから，その他の制吐薬の追加や抗不安薬などを検討してもよいだろう．また悪心・嘔吐に影響を与えるその他の症状はないか確認する．例えば便秘や味覚変化，嗅覚変化などが挙げられる．その他の症状もきちんとマネジメントする必要がある．

■悪心・嘔吐の症状体験を理解する
　食べることが好きなAさんにとって治療後の生活は，食べられないという苦痛を味わう体験となっていた．また「自分ではどうすることもできない．家族に迷惑をかけてしまう」といった無力感や役割をはたせない辛さもある．Aさんの症状体験を理解し，気持ちを受け止めることが重要である．治療過程の中で，症状への対処法を見出し，他

者のサポートが得られるようになるなど，Aさん自身の変化が見出せるよう継続して支援していく．

■ できている部分を認め，対処法を一緒に考える

　Aさんは自身のセルフケアに対して，自分では対処できなかったととらえている．しかし，実際には副作用症状や生活の変化を細かに記録し，治療後の様子を把握し，食べやすい物を見つけることもできている．この時期の対処として十分できており，そのことをフィードバックした．

　また，次の治療に備えて，食べやすい物を準備しておくことを提案し，一緒に食事メニューについて検討した．できるだけ自分でやりたいという思いが強いAさん．そのAさんらしさが保てるよう，辛い時期の工夫について一緒に考えた．治療後の10日間の自分用の食材の備えと家族用におかずのストック，レトルト食材を準備しておくことになった．

■ 治療期のAさんの「食」を支える

　次の治療が始まるまでの様子を詳しく聞くと「10日過ぎてからは食欲もばっちり戻って，おかしいくらいに好きな物を食べちゃいました．大変だった分，ご褒美として外食をしたり，大好きな物をたっぷり作って食べてもいいのよね」と，好きな食べ物の話や調理の工夫について生き生きとした表情で話すAさんに，治療に付き添っていたご主人も笑顔で頷いた．副作用のパターンにあわせ，これまでの楽しみや新たな報酬を準備しておくと治療の活力となる．

■ 変化にあわせたサポート体制を強化する

　Aさんの実母は「いつもは自分で何でもしちゃうけど，こんなときに頼ってきてくれて嬉しかった．いつでも手伝うからね」と話してくれたようだ．その言葉を受け，Aさん自身，サポートしてもらうことも大切だと感じたようだ．治療後の様子を振り返り，今後は治療日から症状が落ち着くまでは，家事や子どもの送迎は実母に頼むことにした．体調が戻ったらその分，母の手伝いをしたいと語った．サポート体制をあらかじめ整えておくことも大切である．

◻ その人らしさを支える支援

　その後も治療後の悪心・嘔吐は同じように出現したが，治療を積み重ねていくにつれAさんは「だいたいこんな感じだということがわかって，これなら何とかやっていけるかなって思えるようになった．自分自身だいぶ強くなった気がします」と話した．化学療法による苦しい体験が"なんとかやっていけそう"という体験へと変化した．このことは，看護援助を通してAさんのセルフマネジメント能力が促進された結果である．

　Aさんのように主婦役割をもち通院化学療法を受ける乳がん患者は，さまざまな役割を担い日常生活を送っている．これらの背景をふまえ，その人らしさを支援することが，看護のポイントとなる．そのためには，治療のプロセス全体を支えていかなければ

ならない．看護師だけでなく，医師や薬剤師，時には栄養士や歯科衛生士などさまざまな職種と連携し，サポートすることが重要である．

> **引用文献**
> 1) 独立行政法人国立がん対策情報センター：最新がん統計．http://ganjoho.jp/public/statistics/pub/statistics01.html（2015年4月アクセス）
> 2) 日本乳癌学会：科学的根拠に基づく乳癌診療ガイドライン1．治療編，2013年度版，金原出版，2013．
> 3) 山口建(監)：症状で選ぶ！ がん患者さんと家族のための抗がん剤・放射線治療と食事の工夫．女子栄養大学出版部，2011．
> 4) Survivor SHIP：症状で選ぶ！ 抗がん剤・放射線治療と食事の工夫．http://survivorship.jp/meal_top.html（2015年4月アクセス）

（渡辺 恵）

Column

仕事を続けながら食欲低下や味覚変化症状とつきあったFさん

乳がんの術後化学療法を受けているFさん(50歳代，女性)は，市内の小学校で1年生の担任をしている．家族には休職して治療に専念するよう勧められたが，1年生の学年途中で担任を変更するわけにはいかないし，生徒たちを心配させたくないと，仕事をしながら外来化学療法のために通院している．

化学療法の開始後から，食欲低下や味覚変化，全身倦怠感を訴えていたが，今回無事に最後の化学療法を迎えられた．

「前半の2か月くらいは食欲もないし味覚障害も出ていたので，家ではなかなかご飯が食べられませんでした．体もだるいので，家では主人や娘たちに家事を任せてだらだらとすごしていたのですが，学校では生徒たちの手前給食は残せないし，暗い顔も見せたくないので毎日笑顔で過ごしました．今振り返ってみると，仕事を続けていたおかげで食事も何とか食べられたし，忙しさでだるさも不安な気持ちも紛れていたのかもしれませんね」，「給食の時間は，もともと味わって食べるような余裕はないので，家での食事よりも味覚障害も気にならないのかもしれません」と，治療の体験を振り返ってくれた．

（狩野太郎）

3 化学療法を受け複合的な症状を呈す白血病患者への援助

■ 白血病の化学療法の特徴

　白血病の化学療法は，total cell kill の治療理念に基づき，完全に治すこと，すなわち，治癒を目指して行う強力な治療である．それゆえ，摂食困難の引き金になる副作用や合併症も強く出現し，複数の症状を同時に体験しやすい．また，事例のAさんのように，寛解導入療法が奏効せず，前治療の影響が回復しないうちに次の治療を開始しなければならない場合は，食生活がより脅かされやすい状況に患者は身を置くことになる．

　一般的に，"食べられない"のは，化学療法という"治療の影響"であり，治療している以上食べられない時期があるのはやむを得ない，いずれ食べられる時期が来ると折り合いをつけている場合が多い．しかし，白血病患者のすみやかな回復をサポートするためにも，食べられないこの時期を看護師としていかに支えるかを考え実践していくことは必要である．

1 白血病の化学療法と食生活上の問題

事例

Aさん　50歳代，男性
診断名：急性骨髄性白血病(M2)
家族構成：独身．一人暮らし．家族は疎遠の妹のみ
職業：会社員

現在までの経過：診断後，即日バイオクリーンルームに入室し寛解導入療法(AraC + DNR)を開始したが，完全寛解が得られず．そのまま再寛解導入療法(HD-AraC + MIT)を開始し，現在12日目．nadir 期にある．感染予防を目的としたバイオクリーンルームでの隔離生活はすでに1か月が経過していた．

1 現在の経過

　骨髄抑制期における発熱性好中球減少症や貧血，血小板減少が出現し，抗菌薬の投与

や輸血などの支持療法が行われている．

　倦怠感が強いためか，日中のAさんは，臥床して過ごすことが多い．

　筆者らは，前治療の身体的・精神的な苦痛も癒えぬうちに今回の治療が開始されていることや，苦痛や制限の多い入院生活が長期化していること，初回寛解導入療法時にみられたAさんの明るさが消え口数が徐々に少なくなってきていることを心配し始めていた．

2 食生活上の問題

　初回寛解導入療法時に悪心・嘔吐や食欲低下などが出現し食事摂取量が減少した結果，68 kgあった体重は63 kgまで減少した（診断時身長171 cm）．食事摂取量や体重が回復しないうちに今回の再寛解導入療法を開始したため，新たな悪心・嘔吐や倦怠感，食欲低下が重なり，現在の体重は58 kgまで減少している．

　食事は，免疫抑制下にあるため，入院時より"生もの禁止"の制限を継続している．食事摂取量の不足に対しては，末梢静脈栄養法で補うほか，管理栄養士による週2回の定期ラウンドが行われており，個別対応も並行して実施している．しかし，食後下膳のため看護師が訪室すると，配膳時と同様に臥床したままで，食事に全く手をつけていないAさんの姿があった．

2 食生活の支援

1 下準備としての症状マネジメント

1 食事どころではない患者背景

　最近は，適切な支持療法により，悪心・嘔吐などの症状をある程度コントロールできるようにはなったが，実際には，毎日の食事が困難な患者が多くいる．また，化学療法に伴う消化器症状に骨髄抑制期の重症感染症や貧血が重なって全身状態が悪化し，食事どころではなくなる患者も多い．

2 Aさんに対する支援の実際

　Aさんの場合，「体が常にだるい．体力もなくなり，洗面やトイレに行くだけで精一杯．横になっているのが一番楽．今は食事どころじゃない」と口にしていた．確かに短期間で10 kg近く体重が落ちれば，体力的にも辛い状況にあることは容易に想像できる．そこに倦怠感や食欲低下が加われば，食事の大切さを頭では理解していても，実際には食事どころではないだろう．

　そこで筆者らは，今はまず，Aさんが食事に目を向けられるようになるための下準備が必要な時期と考え，Aさんの休息の確保を優先することとした．実際，日中のAさんは，検温や服薬，保清，口腔ケアなどAさん自身がこなさなければならないこと

が多いため，臥床して過ごしていることが多いとはいえ，十分な休息がとれている状況ではなかった．また，輸液の交換などで看護師が病室を訪問する機会も多く，Aさんの休息を妨げることも度々であった．そのため，筆者らは，訪室のタイミングに配慮するとともに，日常生活上で負担に感じていることは手助けすることをAさんに伝えた．

2 患者の受け止め方や対処へのニーズの把握

1 見逃されやすい患者のニーズ

■セルフケアの支援
"食べる"という行為は，能動的な行為である．それゆえ，摂食困難の引き金になる症状が回復し再び食べられる時期がやって来るまでの一定期間，患者が自分の食行動を管理できるよう，看護師は患者のセルフケアを支援する必要がある．ただし，摂食困難の引き金になる症状の現れ方や程度には個人差がある．

■ニーズの把握
また，症状の受け止め方や表現方法，その症状がどの程度苦痛でどの程度対処したいかということにも個人差がある[1]．それだけに，セルフケア支援をパターン化することは難しく，対応にも個別性が要求される．したがって，看護師はまず，食生活に関する患者の受け止め方や対処へのニーズをキャッチする必要がある．

しかし，看護師は，身体的な苦痛が強く口数少ない患者を目の前にすると，"今はそっとしておこう"といった心理が働き，日々の忙しさや"今は食べられない時期にいる"という患者背景を理由にして，食生活に関する患者の受け止め方や対処へのニーズを把握しないまま1日の勤務が終わっていることもあるのではないだろうか．

2 Aさんに対する支援の実際

■食生活に対する情報の収集
Aさんの場合，病院食の配膳・下膳は看護師や看護補助者が行っていたため，看護師は，Aさんの食事摂取量が少ないという情報は把握していた．しかし，Aさんから食事に関する話題を出してくることはなく，終始臥床・閉眼している姿が多かったことも相まって，なかなか食事の話を切り出せず，食生活に関するAさんの情報を把握しきれずにいた．

そこで筆者らは，下準備として前述したかかわりを通してAさんが安楽に過ごせているタイミングを見極め，食生活に関する情報を収集することとした．また，介入のタイミングを逃さないために，こうした方針を看護師間で共有した．

■自分自身でセルフケアできるような支援
その結果，Aさんは「少しでも食べなくちゃとは思っているけど，今は食事の時間が苦痛で仕方ない．食事を持ってきてもらっても，"どうせ食べられないんだろうな"っていう気持ちのほうが先に来ちゃって」，「1人でいるといいこと考えないんだよね．治療もうまくいってなくて，体力も落ちて．もうこの部屋から出られないんじゃないか，このまま終わっちゃうんじゃないかって考えたりしちゃうんだ」と語った．

筆者らは，Aさんが強いプレッシャーや先行きのみえない不安を感じていると判断し，Aさんがこれ以上自分で自分を追い込まないよう，つまり自分自身でセルフケアができるよう，"今は，食べたいときに，食べたいものを，食べられる量だけ食べる"ことを目標において支援することとした．

3 チームの仲間とともに"食べるきっかけ"をつくる

1 白血病患者の食を支える仲間の存在

化学療法を行う白血病患者の食事は，1日3回の食事がすべて"病院食"となり，その期間も約1か月間と長期にわたる．そのため，食生活が脅かされた患者を支援するためには，"病院食"の内容を充実させていく側面も必要であり，施設内の栄養部門の協力が不可欠となる．

近年，入院時に患者ごとの栄養管理計画書が作成されるようになり，医師・管理栄養士・看護師らが協働して栄養管理が行われるようになった．"早期から食の専門家である管理栄養士が介入するようになった"という体制の変化は，看護師にとっても，白血病患者の食を支える仲間が増えたという心強さがあるとともに，病院食の内容について相談しやすい職場環境になったのではないだろうか．

2 "食べるきっかけ"をつくる病院食の工夫

入院患者にとって1日の基本となる3度の食事は，病院食である．その病院食の充実に向け，さまざまな取り組みを行っている施設から貴重な情報が発信されている．例えば，2つのメニューから患者の好みに応じて選べる選択メニュー[2]や化学療法を受ける患者を対象に考案されたメニュー[3]，がん患者の食欲低下を背景に考案されたメニュー[4]などが紹介されている．

■ 選択食の採用

筆者の施設の場合，基本となる病院食は，2つのメニューから選択可能な"選択食"を採用している．一定期間摂食困難な状況が続く場合は，病棟担当の管理栄養士が週に2回定期ラウンドしているため，基本の病院食をベースに個別対応で充実を図っている．例えば，毎食果物を添えたり（図3-6），主食の米飯をおにぎりに変更したりして（図3-7），患者が一口でも食べられるよう，その食べるきっかけ作りをしてくれている．食

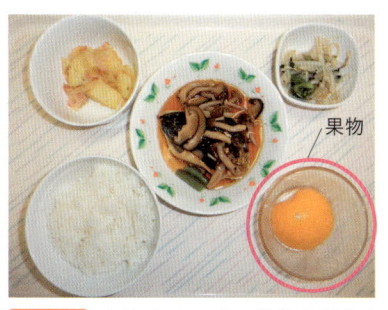

図3-6 病院食の工夫：果物を添える

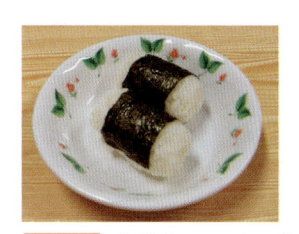

図3-7 病院食の工夫：米飯をおにぎりに

事の対応で難しいのは，たとえ"悪心・嘔吐があるときは○○がよい""味覚変化があるときは○○がよい"といった指針があったとしても，目の前の患者が体験している副作用の現れ方や程度，もともとの食事の嗜好などが1人ひとり違うため，当てはまらないことも多い点である．それだけに，患者の個別性に焦点を当てて対応してくれる管理栄養士の存在は，患者にとっても看護師にとっても非常に心強い．

3 食生活の充実への看護師の役割

■患者の食生活の充実につながる連携

白血病の化学療法では，摂食困難の引き金になる苦痛や制限から解放されるには，血球が回復するなど一定の時間を要す．この間，食べるきっかけをつくるために食事内容の変更など，変化を起こす必要のある時期もあれば，経過を見守るべき時期もある．看護師は，患者が今どの時期にいるのかを把握し，介入のタイミングを見極めることが大切である．そのためには，1人ひとりの看護師が意識的に食生活に関する患者の情報を確認し，看護師間で情報を共有しながら患者の経過を継続して支援できる体制が必要である．

■看護師の専門性

しかし，ややもすれば看護師は，管理栄養士という心強い協力者を得たことで，「食事のことは専門家にお願いしたほうが早い」と，食事のことは管理栄養士に全面的に頼りきってしまってはいないだろうか．患者のリアルタイムな情報をつかみやすい立場にいる者として，管理栄養士介入後における患者の日々の反応や移ろいやすい症状を観察・評価し，ケアを見直すのは，看護師の役割である．

看護師がもつ，そうした専門性を発揮したうえで，患者の食生活の充実につながる連携を大切にしたい．

4 Aさんに対する支援の実際

食べるきっかけづくりとして，筆者の施設の管理栄養士は，Aさんとの会話のなかから，入院生活が長期化しており，病院食自体に飽きていることや，食事の時間への期待感がないことがわかったので，「1か月もごはんじゃ飽きますよね．主食をおにぎりやパン，麺類に変えてみますか(図3-8)」と食事のバリエーション変化を提案するとともに，「春巻が好きだとおっしゃっていましたね．じゃあ今晩つけてみましょうか(図3-9)」とAさんの食欲をそそるメニューをタイムリーに採用してくれた．

Aさんは，「ああ，今日の楽しみが1つできたよ」と語った．苦痛や制限ばかりで，

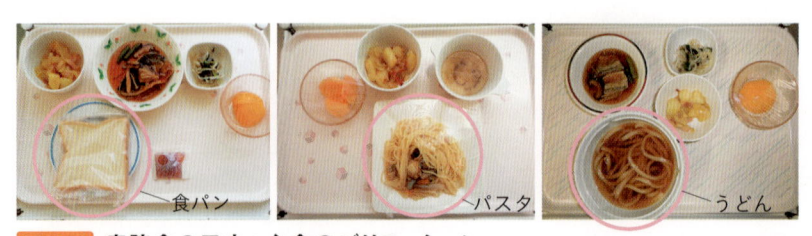

図3-8 病院食の工夫：主食のバリエーション

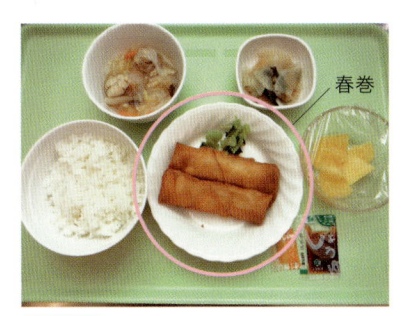

図 3-9 病院食の工夫：患者の好物を提供

楽しいことの少ない入院生活において，自分の要望が尊重されたり，食事を通して生み出される楽しみがあることは，患者にとって治療を乗り切る励みになるだろう．

患者の食を促がす"声かけ"

また，筆者らは，口数少ないAさんが，食べたいときに食べたいものを食べられるよう，感染予防が目的で病室から出られないAさんのもとを離れる際は，「何かしてほしいことや持ってきてほしいものはありますか」と声をかけることにした．そして，看護師間でAさんの反応を共有した．

食事の話題は決して多くなかったが，時折「スープを飲もうかなと思っていたので，カップにお湯を入れてきてもらってもいいですか」，「共同の冷蔵庫にプリンがあるので，持ってきてもらってもいいですか」，「妹とは疎遠なので，"何か買ってきて"なんて頼めないんだ．申し訳ないけど，売店でジュースを買ってきてもらうことはできますか」といった言葉が聞かれ，苦痛や制限があるなか，Aさんは脅かされた食生活を立て直そうと闘っている様子がうかがえた．

"食べてみよう"という能動的な行為は，多くの苦痛や制限のなかで過ごしている患者にとっては，私たちが想像している以上にエネルギーのいるものなのかもしれない．私たちのたった一言の投げかけが，患者の食を促すきっかけになることを忘れないでおこう，とAさんとの関わりを通して考えた．

治療を乗り切る原動力としての食事

Aさんの食事摂取量は，血球の回復に伴う発熱や倦怠感の軽快により，徐々に増えていった．再寛解導入療法が終了し隔離生活から解放されたAさんより，「病院食にしたって，全部自分の要望が通るとは思ってないですよ．自分の治療ですもん，それはわかっています．ただ，自分のことをみんながいろいろ考えてくれているってことが，本当にありがたかったです」という言葉をいただいた．

白血病患者は，命をかけて個室で1人，苦痛や制限に耐えている．そして，患者の多くは，その苦痛や制限がすぐにはなくならないことや病院食が自分の思い通りにならないこともそれなりに理解している．患者の脅かされた食生活について患者とともに考えようとする医療者の姿勢が，1日でも早く快方に向かってほしいと願う患者にとって治療を乗り切る原動力になっていることを忘れないでおきたい．

引用文献

1) 伊藤まゆみ(監)：慢性期看護・ターミナルケア・緩和ケア―対象とのコミュニケーションからケアに至るプロセス．ピラールプレス，2010．
2) 谷岡早苗，高橋正子，渋谷美智代，ほか：化学療法後の造血器腫瘍患者の消化器症状と食事へのニーズ―患者に対する聴き取り調査から．東邦大学医学部看護学科紀要 20：13-19, 2007．
3) 山田千夏，朱宮哲明，山口剛，ほか：化学療法食の改善の取り組み．日本農村医学会雑誌 62(2)：106-111, 2013．
4) 和泉靖子，里見かおり，大和春恵，ほか：食欲が低下した患者への取り組み．徳島赤十字病院医学雑誌 18(1)：97-101, 2013．

（関根 奈光子）

Column

孫の節句祝いでおかわりできたちらし寿司

大腸がんの進行がみられ，化学療法が変更になったGさん(70歳代，男性)．

治療変更後4回目の化学療法のために来院したGさんは，味覚変化と食欲低下，全身倦怠感を訴えていた．「今は食べることが仕事みたいなものですけれど，子ども用の茶碗一杯食べるのがやっとです」と言って苦笑した．

化学療法中の時間を利用して，味覚変化や食欲低下があるときの食事の工夫について説明した．多くの患者で甘味や酸味のある食品が好まれ，特にいなり寿司やちらし寿司などすし飯が食べやすいことを紹介した．すると，「ああ！ そういえば先週孫の節句祝いで，ちらし寿司を食べました．この日は不思議とおいしくてね，おかわりをして2杯も食べられましたよ．お父さん，そんなに食べて大丈夫？ なんて，家内に心配されるほどで，自分でもびっくりしました．久しぶりに家族もそろって，本当によいお節句でした」と，満面の笑みを見せてくれた．

節句祝いの華やかで楽しげな食卓や，患者さんとご家族，小さなお孫さんの笑顔が目に浮かぶようで，こちらまでうれしくなり，思わず胸が熱くなった．

（狩野太郎）

4 口腔粘膜障害を伴う頭頸部がん患者への援助

1 頭頸部領域のがん治療と苦痛

手術療法

　頭頸部がんの手術では，病変部を摘出し出血・呼吸困難などの生命危機を避けることや疼痛緩和ができたとしても，臓器の欠損や神経損傷により何らかの障害や以前と異なる身体の変化，人目に触れる部分に創痕が残ることは多い．

放射線療法

　放射線療法では，病変部だけでなく転移しやすい頸部リンパ節領域を含めることが大半のため照射範囲が広く（図3-10，3-11），舌の一部や咽頭や喉頭，唾液腺，上部食道にも影響を及ぼす．またがん制御率の向上のためほとんどの事例で化学療法を併用するが，これに伴い有害反応も強く現れることになる．

治療に伴う苦痛

　なかでも口腔内に疾患や症状があると，思うように食べられない，飲み込めない，味がわからない，スムーズに話せない，聞き取ってもらえないといった問題が生じる．また，耳下腺などの唾液分泌能力が低下することで口腔内が乾燥したり，逆に粘性の強い

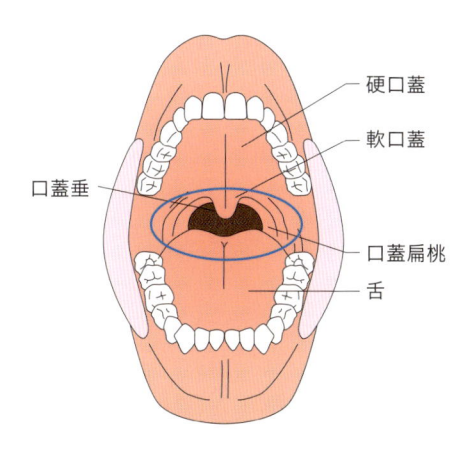

図3-10　口腔の前面
　　　：照射の影響が出やすい部位

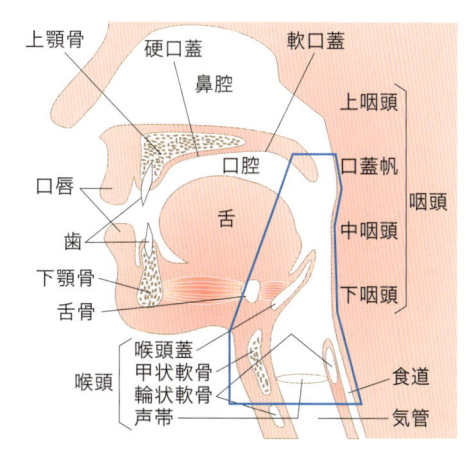

図3-11　喉頭および付属管腔
　　　：照射の影響が出やすい部位

101

唾液や痰が貯留する不快感や，痛みで口腔ケアが定期的にできず不衛生になるなど，さまざまな問題が生じる．がんの症状や術後の機能障害にこれらが加わるため，「説明は聞いていたけれど，こんなに大変だとは思わなかった」，「治療が終わったら本当によくなるのだろうか」と患者の身体的・心理的苦痛は増す[1]．

2 症状マネジメント

▮ 症状の見極めと食の回復を実感する重要性

　放射線化学療法を始める前に，患者の症状と食事摂取状況について把握しておく必要がある．頭頸部がんでは，病変の部位や手術の影響によってさまざまな症状・障害が生じるので，はじめからある症状なのか，治療による有害反応なのか，または症状が改善している（治療効果がでている）のかを見極める基準にするためである．

　また，食事摂取に関わることでは，経口摂取ができるか否かが粘膜炎や疼痛の程度の判断基準になっていることと，退院をする頃の食事形態が治療開始前のものに近いか否かが，患者にとっては食の回復の実感の1つになっていることを知っておく必要がある．

　たとえば，口腔乾燥や飲み込みにくさ，味覚変化などの症状が残ることは，医療者の説明によりある程度は納得していたとしても，飲み込みやすいようにとミキサー食ばかりが続くと，食べる楽しみの低下や，退院後の自宅での食事の準備に対する不安がみられる．また，味覚が変化した状態のまま食事を続けていかなければならないということに患者が不安を訴えるというケースもある（事例2 → p.105）．症状の軽減だけでなく，「食べられている」という実感をもてるかどうかが，患者が安心して退院できるためのキーポイントの1つになる．

▮ 有害反応への対応

　治療の全期間において，患者の苦痛を長引かせないことはとても重要である．放射線療法や化学療法による有害反応の出現のメカニズムと食事への影響については各項で詳細に述べられているが，頭頸部がんでは粘膜炎に伴う強い疼痛が特徴的である．

　咽頭痛や嚥下時痛の訴えが出始めたら，アセトアミノフェンの内服を開始する．その後，放射線の照射回数が増え，粘膜炎が悪化した場合には，オピオイド製剤を追加する．口腔内の状態，疼痛，嚥下障害の程度に応じた薬の投与量，投与経路（錠剤・粉末剤・貼付剤・注射剤）を選択する．

　痛みと粘膜炎が強く，オピオイド製剤を使用する状況にありながらも内服に消極的な患者の場合には，オピオイド製剤に対する誤解を解き，疼痛のコントロールは重要な治療であること，治療がすべて終わり，粘膜炎が改善すれば徐々に減量し，1か月程度でほぼ中止できることを伝えると，納得して使用するようになることが多い．

口腔内の清潔保持

　また，頭頸部がんの治療においては口腔内の清潔保持も重要である．口腔内が不衛生なままでは，粘膜炎や疼痛が悪化し，食事の摂取がさらに困難となる．治療開始前には，歯科でう歯の処置，歯科衛生士によるブラッシング指導を行い，病棟では口腔ケアを継続できるよう看護師による声掛けや手技の確認，一部介助を行う．

治療中の栄養管理

症状にあわせた食事内容の工夫と経管栄養などによる管理

　頭頸部がんの患者に対する栄養管理は，口腔・咽頭部での通過障害をいかにしてマネジメントするかが重要である[2)]．
　患者の症状にあわせて適宜食事内容を変更していくのはもちろんのこと，頸部全体を照射する患者では治療中盤から経口摂取が困難になった場合は，経管栄養をメインにして経口摂取量を少なくする．また，経管栄養での管理が困難な場合には，点滴での補液を行いつつ，経口摂取を継続してもらう．

嚥下機能維持に向けた経口摂取の意義

　疼痛や粘膜炎が出現しても経口摂取の継続を勧める理由としては，腸管の機能の維持をはかることのほかに，摂食嚥下機能の保持もある．1日数口でも口から飲み込むことで，咽頭部の拘縮予防につながる．また，開口練習や舌を動かす練習，肩・首の筋の緊張を解く運動も併せて実施するとよい．疼痛により嚥下が困難になったり，誤嚥性肺炎を起こした場合は経口摂取を休止するが，症状が改善すれば嚥下リハビリテーションを開始し，経口摂取できるよう援助していく．

以前のように食べられない不安や苦痛をどう支えるか

　治療がひと通り終了すると，退院が目標になってくる．粘膜炎や皮膚炎などが改善するのを待つ期間でもあり，「ある程度食べられるようになる」ことも重要な点となる．「ある程度」というのは，食事形態や種類・摂取量などの"目標とする程度"は個人差があるため，患者や家族と話し合って認識をあわせる．医療者からみて「この程度食べられれば自宅療養は可能であろう」と思っても，患者や家族はそう感じていないこともよくある．

食事の工夫や患者との対話

　管理栄養士に依頼して食事の工夫をしてもらったり，家族からの差し入れの料理や，外出して飲食店の料理を食べてみるなど，以前の食生活を取り戻そうと患者は試行錯誤する．その結果，治療をした後だから，この程度で仕方ない，と自分を納得させられる人がいる一方で，何もかもおいしく食べられなくなってしまった，と失望する人がいる．味覚変化や嚥下困難，口腔内乾燥など多くの問題を抱えることにより，おいしく食

べられた満足感を得られないことが患者にとっては大きな苦痛であり悲しみとなる(事例参照).

　患者自身がそれらの折り合いをつけていくためにも，看護師は患者の話を聞き，食べられたことについては一緒によろこび，食べられなかったことについてはどう工夫するとよかったのかを話し合うことが重要である．また外来通院治療中，体調不良で食べられなければ，次の外来日まで我慢せず病院へ連絡し，点滴を受けたり入院して数日体を休めたりすることも時には必要であると伝えると，患者も家族も安心して療養や社会復帰に臨むことができる．

事例　食べさせることにこだわった中咽頭がん患者の妻との関わり

事例1

Aさん　50歳代，男性
診断名：中咽頭がん
職業：寿司店経営

　Aさんは中咽頭切除術と腹直筋皮弁再建術を受けた．摂食嚥下の練習を続け，1か月後に術後補助療法として化学放射線療法を受けた．食事摂取が進まず中心静脈栄養(TPN)管理を併用していたが，その後，創部に再発していることが判明し化学療法を継続した．

食事について

　術後から放射線化学療法までの食事は，流動食やミキサー食のとろみ付きのものを3割程度摂取していた．Aさんは「食事がおいしくない，飲みにくい，口の奥に残る，こんなの食事じゃない」と話し，Aさんの妻は「本人は末っ子で甘えん坊だから，ある程度ビシビシやらないとダメ．看護師さんからも言ってください！」と，口調が強かった．

　妻には手術による嚥下障害について説明し，本人を焦らせない声かけ，誤嚥防止に向けた体位の工夫などを伝えた．その後も妻からの「食べなさい」というプレッシャーが強いので，食事摂取時にAさんが誤嚥しないかを一緒に確認し，ゆっくり摂取するのを見守るようにした．

経口摂取ができない状況が続く

　放射線化学療法を開始し，化学療法のたびに食欲低下・嘔吐・発熱が出現し，数日は経口摂取ができず，そのことについて妻は不安を訴えた．Aさんと相談しながら食事内容の変更を行ったが「食べようとは思うけれどのどを通らないよ」と摂取量は増えなかった．化学療法による消化器症状が落ち着くと，再び妻からの食事摂取の促しや，うどんやうな重の差し入れがあったが，Aさんは照射による粘膜炎で食べられなかった．

　口渇や開口障害，口内痛，黄色痰の喀出や舌苔があり，Aさんは歯磨きはしていると言うが不十分だった．体力が低下していたため医師から胃ろう造設の説明があった

が，妻が「もう少しすれば食べられるようになるから，待ってください」と言い，造設することはなかった．

気分転換にと外出をし，Aさんは自身の寿司店を訪れ，改装の打ち合わせを行った．妻がAさんに早く退院して店を始めよう，食べられるように頑張ろうという気持ちをもたせようと設定したものだった．

関わりを通して

食事については，Aさんは寿司職人ということもあり，手術やその後の放射線化学療法の影響で普通食さえ食べることがままならない状況に気落ちと不安があったと思われる．妻はよくなってほしいという思いが強く，一所懸命にAさんの世話を焼いていた．妻はAさんの前では強気だが，医療者には病状や食べられないことの不安を訴え続けていた．治療に関する説明から，頭頸部領域の集学的治療により料理人としての再起が厳しいことや，病状的に予後が厳しいことがわかっていても，もう一度寿司職人として活躍してほしいという希望を捨てずにいたと思われる．

患者だけでなく家族に対しても，希望とするところと現実をすり合わせて，実現可能な事柄や気持ちのやり場をどう見出すか，とても難しいと感じた事例だった．食事はどんな形態であれ栄養がとれればよいというものではなく，問題なく摂食できるということやおいしさを感じられるということは，とても大切なことだと気付かされる事例であった．

事例 放射線化学療法後の粘膜炎は改善したものの退院を拒む患者

事例2

Bさん　60歳代，男性
診断名：下咽頭がん
既往歴：胃がん（胃切除術）

　放射線化学療法を開始して数日後，食欲低下と悪心が強まり，水以外の経口摂取をしなくなった．化学療法による消化器症状が落ち着いた10日目頃には，放射線照射による口渇と咽頭部痛が出現し始め，「痛くて食べられるわけないだろう」と摂食を拒み，経管栄養を勧めたが点滴を希望し，治療早期からTPN管理となった．

　舌苔や粘膜炎が生じていたが，治療開始前に指導を受けたブラッシングを実践しておらず，含嗽液の使用も拒み続けていた．

　鎮痛薬は，当初は内服していたが，嚥下時痛が強まると貼付剤へと切り替えた．

　頑固な性格で，同室者や医療者とのコミュニケーションがうまくいかないままであったが，予定した治療を続け，治療終了後1週間程度で口腔粘膜炎と皮膚炎は改善した．大半の患者は栄養補助飲料を利用して退院するが，Bさんは入院期間を延長していた．

食事について

退院に向けて経口摂取を促したところ，Bさんは「痛みがあるっていうことは，見えないどこかに炎症があって治ってないってこと．胃も半分ないし，ちゃんと治ってからじゃないと食べるのが怖いんだよ．ミキサーにかかった食事なんて，何食べてるんだかさっぱりわからない，俺は一人暮らしなんだ，家であんなの作らないよ．ちゃんとしたものが食べられるようになるまで退院しない」と話された．

経口摂取を中止していた期間が長かったので，いきなり普通食を食べるのは咀嚼嚥下機能面から考えて困難であり，胃にも負担がかかる．Bさんの意に反するけれどもミキサー食から慣らしていきましょうと伝えた．その結果，Bさんはミキサー食からの経口摂取を受け入れた．また，管理栄養士に依頼し栄養補助食品やレトルト食品の説明を聞き，退院後利用できるか一緒に検討した．徐々に食事のレベルを上げ，さらに1週間経過し退院時には全粥軟菜を食べられるようになった．

「味覚がないからどれも同じでおいしくないけど，食べなきゃ死んじゃうから食べてるよ」と，外来で会ったときに苦笑いしながら話されていた．

関わりを通して

胃がんの手術をしており食事を受け付けるかという不安があったほかにも，一人暮らしで頼れる身寄りがないために，きちんと食べられて身の回りのことが自立してできないと困るという切実な思いから，Bさんは退院を踏みとどまっていたことがわかった．

文献

引用文献
1) 新井香：頭頸部がん治療を継続するための患者指導・家族指導．がん患者ケア 5(6)：33-37, 2012.
2) 松浦一登，ほか：各種がんにおける栄養管理―頭頸部がん．比企直樹，土師誠二，向山雄人（編）：NST・緩和ケアチームのためのがん栄養管理完全ガイド．p.243, 文光堂, 2014.

参考文献
1) 新井香：頭頸部．久米恵江，祖父江由紀子，土器屋卓志，ほか（編）：がん放射線療法ケアガイド新訂版．pp.148-161, 中山書店, 2013.
2) 浅井昌大（編）：がん看護実践シリーズ2 頭頸部がん・眼科領域のがん．メヂカルフレンド社, 2009.

（木村 香）

第 4 章

がん患者の食事への
チームアプローチ

1 食べることに問題を抱えるがん患者に対する看護師の調整役割

　治療期にある患者が治療完遂あるいは治療継続できるかは，体力維持と気持ちのコントロールが大きな鍵を握っている．患者に生じている心身の問題をアセスメントし，「食べることの問題」に適切なアプローチができれば治療完遂や継続ができる．「食べること」は栄養・体力保持と切っても切れない関係がある．入院中の患者においしい食事をつくるのは栄養士や調理師であるが，患者が抱えている食の問題を見極め，調整窓口になるのは看護師である．看護師は患者の食を支えるチームアプローチの要として重要な役割を担っている(図4-1)．

1 情報把握と問題の焦点化

　看護師は臨床現場において，最も患者に近い存在である．治療開始前にはがんに罹患する前やがん診断に伴う食事摂取や心理状況に関する情報を問診で得る．治療が開始されると，口腔や舌の状況，嚥下障害や消化器症状をはじめとする有害反応などが食事に影響する要因について，問診や観察で把握する．そして実際に，フィジカルアセスメント，計測，観察により食べることに関する情報を収集する．主観的・客観的な栄養評価法により，食べることに関連した問題を焦点化する．

1 入院患者の情報収集

　入院患者であれば直接，食事中の様子や食事摂取量，表情や顔色を観察できる．それらと検査値との兼ね合いなどから栄養状態のみでなく，「おいしく」食べられているのか，残食量が多くないか，食事の盛り付け・味付けに満足しているのか，有害反応が出現していて食事量や食べることに問題を抱えていないのかなど，多くの情報を得て初めて，総合的な判断ができる．病棟にとどまらず，外来通院している患者の窓口となるのも看護師である．来院時の様子を観察し，栄養状態に関する情報収集を行う．

2 患者家族へのアプローチ

　患者だけでなく，家族とも日常的にコミュニケーションをとることが可能であるため，食に関する系統的な情報収集を継続して行う．よくあるのは，患者は精一杯努力して食べようとしてもあまり食べられないような状態のときに，家族が心配しすぎてい

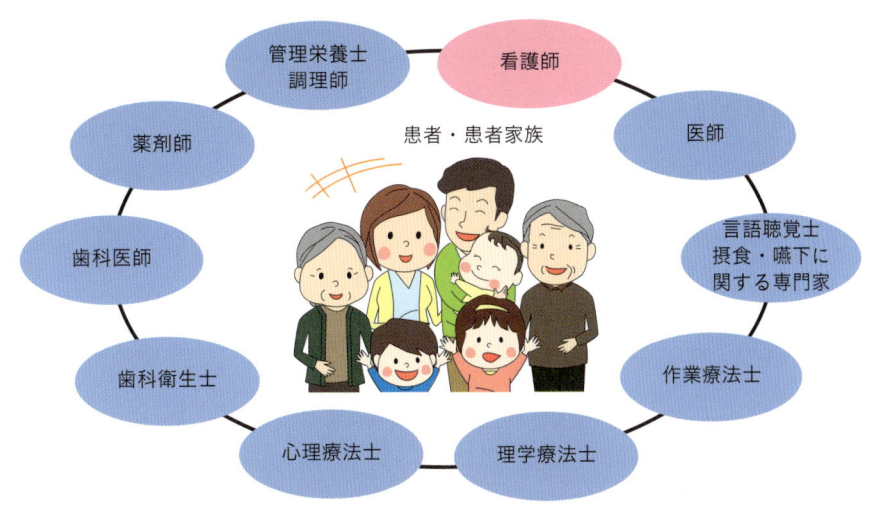

図 4-1 「食」に関連する多職種チームアプローチ

て，たくさんの食事を用意するといった，患者と家族の間のすれ違いである．そのようなときには，家族指導を焦点としたアプローチが必要である．看護師は，情報を統合し，援助が必要かどうか見極めることができる職種である．

2 多職種連携における看護師の調整役割

　患者が問題を抱えており，看護師だけでは問題解決が難しいときにはチームアプローチが必要となる．看護師は患者や家族と最も身近に接し，問題の背景や患者や家族の希望など多くの情報をもっているため，ほかの専門職種への情報提供や調整を行う役割がある．看護師は，ほかの専門職種と協力しながら患者と家族の気持ちや症状などの状況を判断し，関連する専門職の役割と機能を生かして適切な職種と職種をつなぐ，調整役割を担っている．

1 「食べる」ことを支援する職種

　「食べる」ことを支援する職種を**図 4-1** に示す．多くの病院では多職種が協働して低栄養状態の患者を支援するシステムである栄養サポートチーム（NST）が組織されているので，そのチームを活用する．また問題によっては，それぞれの職種と個別に相談や連携を行う（**表 4-1**）．

　体重が減少し，容貌が変化するに従い義歯があわなくなり食事摂取量が減少していた例がある．このようなときは主治医と相談し，歯科医にかかる必要がある．食欲がない場合はできるだけおいしく食べられるように好みの食品を提供してもらう．栄養士にラウンドあるいは指導してもらい，患者の嗜好にあわせる．また，家族は食が細くなってやせていくことを心配している．そのときは栄養相談を患者と家族が受けられるよう調整することが大切になる．現在の状況，これからの見通しなど適確な情報を提供する．

表 4-1 「食べる」ことに関与する主な専門職の役割

プライマリー看護師・病棟看護師	・観察:食事摂取状況,口腔内の問題観察,舌・嚥下,がんの有害反応,消化器症状,身体機能,ADLの自立度,食に関する関心/意欲,満足度,嗜好品,残量など ・身体・社会・心理的な影響の情報把握 ・家族の情報把握 ・身体計測や表情の観察 ・チームアプローチ・多職種支援の必要性の見極め,調整 ・支援後の変化情報把握 ・必要時食事指導(患者・家族)
主治医	・病状の把握 ・食事の問題への見極め ・NSTチーム,栄養指導の必要性と指示書
NSTチーム医師	・病状の把握 ・栄養障害の有無や程度の判定 ・主治医の治療方針の確認,栄養療法の適応の決定 ・プランニングの決定 ・栄養療法の効果判定と合併症のチェック ・リスク対策 ・NSTメンバーの教育と他の医師への啓発
薬剤師	・薬学的見地からの栄養状態,処方内容の検討 ・輸液製剤,経腸栄養剤と薬剤との相互作用の検討 ・消毒剤と消毒方法の検討と医療従事者および患者,患者家族への教育
管理栄養士	・患者の食事摂取量や摂取状況などの情報を元に食事量や食事形態の調節 ・栄養に関する専門的な知識による,具体的な食事内容の教育
言語聴覚士/摂食・嚥下障害看護認定看護師	・摂食・嚥下機能評価 ・訓練の実施
歯科衛生士	・口腔内の状態,口腔粘膜の炎症,舌の状態などを確認し,口腔ケアを実施
作業療法士/理学療法士	・嚥下,呼吸に関する器官の可動域および筋力評価 ・主に摂食嚥下障害の評価,治療の補助 ・呼吸機能の総合的な評価,嚥下に対するリスク評価 ・食行動に関連するADLの評価:最大能力評価,姿勢筋トーヌス,姿勢環境の評価,病状や他の評価と統合して摂食姿勢の決定

2 看護師の調整役割

　看護師は,「生活者として患者をとらえる」という視点をもって調整する必要がある.特に外来で治療している場合,がん薬物治療を受けた日や翌日は調理のにおいが気になり,強い悪心のため調理役割が担えず,妻として母親としての自尊感情が低下しているケースもある(第3章 **2**「主婦役割をもち通院化学療法を受ける乳がん患者への援助」→ p.82).そのようなときには「食」に関連する役割行動に不安を抱えているとみなす.その場合は患者支援センターの相談員,緩和ケア・がん化学療法看護認定看護師やがん看護専門看護師に相談調整が必要になることもある.食道がんの放射線療法や手術治療により摂食障害が生じているときには言語聴覚士や摂食・嚥下障害看護認定看護師と連携をとる.入院中だけでなく,退院後にも継続していけるような栄養関連の方策を他職

種と考えることが必要になる．

　現在では，がんサロンやピアサポーターが活動している病院もある．症状があるときにはどんな工夫をしていたか，体験者の立場からの意見を述べてもらうと，「このように食事に悩むのは自分ひとりではない」といった，医療者とは違う形でのサポートを受けることができるのでいろいろな資源を活用するとよい．

3 チームの関わり，支援状況の評価

　多職種や NST で支援するときには，患者や家族に関わる目標や方針を一致させ，効果的な支援を行う．チームで関与すると，プライマリー看護師はサポート源があると考え，看護師としての観察や支援がおろそかになる場合があるので注意が必要である．

　支援による変化を日々評価できるのも看護師である．そこで評価した内容をチームにフィードバックし，さらに必要な支援の再検討につなげることが可能である．

　また，治療をしている患者，生活をしている患者，家族と接している患者の身近な存在として，治療の有害反応に関すること，患者の嗜好，患者を支える体制についての情報を得ることができる．看護師はそれらをもとに，関連職種への働きかけ，各支援状況のバランスを評価できる存在である．

参考文献

1) 真壁昇：栄養スクリーニングにおける管理栄養士と看護師の役割．Nutrition Care 7(2)：1156-1158，2014．
2) 山田繁代，矢吹浩子：NST 活動の活性化に向けた看護師の課題と方策．静脈経腸栄養 23(3)：279-284，2008．

（神田 清子）

2 食べることに問題を抱えるがん患者に対する栄養士の支援

看護師と管理栄養士の役割

　本項では，筆者の施設の具体的な取り組みを紹介しながら，食事に関するさまざまな問題を抱える患者に対する看護師と管理栄養士の役割，そして多職種による連携の重要性を解説していく．

　日常的に患者と接する看護師は，行われている治療や患者の背景をふまえて，まずは食事に関して対応が必要となりそうな患者の情報を医師や栄養管理室へと伝える．連絡を受けた管理栄養士は患者の具体的な希望を聞き取り，栄養必要量などを考慮のうえ，個別の対応を検討していくというのが一般的な流れである．

　食べることに問題を抱える患者に対する看護師，管理栄養士の主な役割を**表4-2**にまとめた．

1 管理栄養士による支援の実際

がん患者対応の食事をつくるきっかけ

　筆者の施設では，数年前までがん患者対応の食事の用意はなく，あったのは名ばかりの「宿酔食」だけであった．NST専任の医師からは「早く対応するように」と再三，尻を叩かれていた．

　数か月間，食事内容やオーダー方法で頭を悩ませていたところ，化学療法患者の多い病棟の薬剤師が，NSTの薬剤師から話を聞きつけて，「患者さん自身が，カップ麺などを購入して食べている」と教えてくれた．

表4-2 看護師と管理栄養士の役割

看護師	管理栄養士
・食事に関して対応が必要な患者の発見と，医師，栄養管理室への連絡 ・対応内容の確認 ・日々の喫食量の確認 ・症状が治まる時期の推測	・患者から希望の聞き取り ・患者の栄養必要量をもとに，希望を考慮した個人対応表の作成 ・対応開始直後は，ベッドサイドで喫食量の確認 ・看護師との連携で，対応内容を再評価し，内容の変更は適宜行う

また，食事で苦慮している患者に，食事に関してどんな対応を望むかの調査をNSTがしたところ，そこであがってきた要望は「塩味のはっきりしている物が好ましい」，「においのない物がよい」，「果物を毎食つけてほしい」など多種多様であった．調査のおかげで患者の要望を把握することができ，食事に関する改善を始めるきっかけとなった．

何か新しいことを始めるときは，自分の部署だけで悩まず，他職種にも問題を投げかけて一緒に考えたり悩んだりすることが大切だと思った瞬間である．

自施設で，何をどこまで対応できるのか

筆者の施設の給食管理業務は，献立作成を除いて，業者に委託している．新しい食種を増やすために，委託業者側にも話し合いに参加してもらい，患者それぞれの希望を，対応可能なものとそうでないものに分類をする必要があった．

対応可能になった内容の一例としては，
①いずれかの食事にカップ麺(多種類)を追加する
②お茶漬けの素を追加する
③食事に果物やアイスクリーム，プリンなどを追加する
④主食を梅入りおにぎりや麺類，のり巻き(冷凍品)に変える
などであった．ほかに，各食事にお酢を少量追加してほしい，といった要望もあった．

その後，「がん患者さん対応食開始」のポスター(**図4-2**)を作成して，各病棟の掲示板で案内を開始した．

個別対応を開始してわかったことは，具体的対応内容を考えると，従来の消化器術後食(3回食＋3回おやつ)，分割食(6回食)や食種の変更で対応可能な場合も少なくないということであった．このため，自施設の既存の食事の種類と内容の特徴を把握しておくことは，がん患者の食事支援において役立つものと思われる．

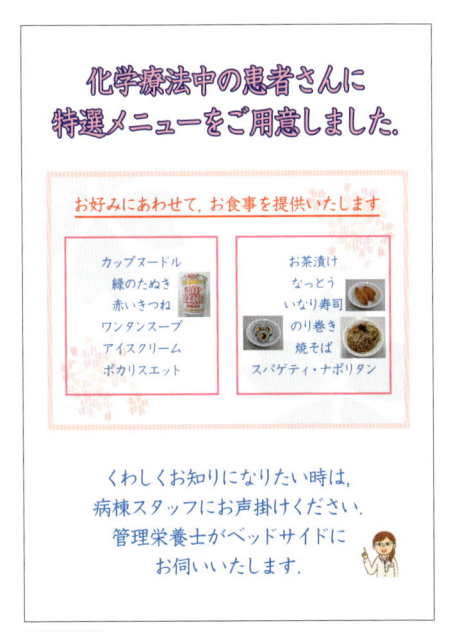

図4-2 「がん患者さん対応食開始」のポスターのイメージ

個々の要望を，どのようにオーダーするのか

　筆者の施設では電子カルテシステムを導入しているが，個々の患者の要望はマスターデータには反映させていない．
　十人十色の要望があるので，できる限り委託業者側の栄養士と一緒に病棟担当の管理栄養士がベッドサイドで話を聞いて，個人対応表を作成している．なお，筆者の施設はベッド数724床(17病棟)で，病院側の管理栄養士は11人である．
　患者の要望を食事に取り入れて経過観察する際には，看護師との連携が欠かせない．
　筆者の施設では，看護師が食に関しての対応を要すると感じた患者を見つけたら医師と相談のうえ，必ず栄養管理室に一報を入れてくれる．当初は，栄養管理室への連絡なしで，看護師がオーダーに直接入力することもあったが，管理栄養士の病棟担当制を採用して約2年経過した現在では，食事のことは栄養管理室に相談する，という意識が定着してきている．

個人対応指示書

　患者から実際に話を聞くと，要望が複数あって，食事オーダーへの入力ができない場合が少なくない．このため，筆者の施設では患者ごとに個人対応指示書(図4-3)を3部作成して，栄養管理室，病棟(電子カルテにファイリング)，調理室の栄養士で情報を共有している．
　個人対応の結果については電子カルテで食事摂取量の変化や，食事に関する看護記録の内容をチェックするなどして評価している．また，ベッドサイドやナースステーションに出向いて患者や看護師から感想や新たな希望を聞くようにしている．患者の状態や希望にあわせて少しでもおいしく食べられる食事を提供するためには，多職種間の連携と情報共有が欠かせない．

2　多職種，他部門との連携の重要性

入退院センターとの連携

　化学療法中の患者は，入退院が繰り返される．このため，一度対応した患者の場合，次の入院日が決定した時点で，入退院センターから栄養管理室に対応指示書が届けられるようにするなど，継続的支援が提供しやすいシステムを作っておくことが重要である．これにより担当管理栄養士は，患者の入院当日にベッドサイドで挨拶をし，担当看護師から治療スケジュールに関する情報を得るなど，タイムリーで満足度の高い支援を提供することができる．

外来化学療法室との連携

　筆者の施設では外来化学療法室においても，看護師からの要望で管理栄養士と連携が

```
                    個人対応指示書

                                    ┌──────────┬──────────┐
                                    │栄養管理室長│ 受託者確認│
                                    ├──────────┼──────────┤
                                    │          │          │
                                    └──────────┴──────────┘

              _____  様

     食種：加熱食常食常菜
     禁食：赤魚，焼き魚，玉ネギ，人参，ブドウジュース，ブルーベリージャム
     特別指示：肉は一口大

     ＜指示内容＞
```

朝	昼	夕
パン（小盛り）	主食 [奇数日 ミニカップ麺 / 偶数日 焼おにぎり2個]	主食 [奇数日 太巻き3個 / 偶数日 いなり2個]
ジャム（杏か苺かリンゴ）		
マーガリン		
副食献立通り	副食献立通り	副食献立通り
サラダ→酢の物かお浸し	サラダ→酢の物かお浸し	サラダ→酢の物かお浸し

```
     ＜注意＞
     ・玉ネギ・人参禁はアレルギーではありません．できる限り抜いてもらえれば
       結構です．ご本人にも含まれることがあると説明済みです．
     ・化学療法による食欲不振のため，お手数ですが対応をお願いします．
```

図 4-3 個人対応指示書のイメージ

とれるようになってきた．治療中に食事に関する話をされる患者が増えており，現在は，看護師が患者から食事に関する質問や悩みを聞いた場合，栄養管理室に連絡をするようにして連携を図っている．

管理栄養士は可能な限り，当日のうちに患者の話を聴き，一緒に解決策を見つける．現在，化学療法室の看護師と管理栄養士で次々頁のような本院オリジナルのレシピ集を作成中である．

事例 実際の対応例

1 急性骨髄性白血病患者の化学療法中の食事対応の一例

■ 提供していた「加熱常食」に，希望で追加した対応

①朝食の主食はパンか全粥とする
➡パンはにおいがないので食べられる．粥は飲み込みやすい．
②夕食に太巻きやいなり寿司を献立に追加

➡︎味付けのはっきりしているものが食べやすい．
③肉は一口サイズにカットする
➡︎飲み込みやすくする．
④魚は赤魚，焼き魚は禁止
➡︎焼き魚はパサついて食べづらい．
⑤サラダは，酢の物かおひたしに変更
➡︎患者の嗜好．

■ 経過観察を行ううえで留意した点

　看護師と管理栄養士で，体調や喫食量を観察した．喫食量が少ない時期は，品数や盛り付け量，味付けなどを調整して，喫食量と意欲の向上に努めた．

　栄養必要量を満たすために，静脈栄養法も検討されたが，本人は「口から食べたい」気持ちが強かった．看護師，管理栄養士ともできる限りベッドサイドに行き，食事内容の微調整を行った．

2 左上顎がん患者の化学療法，放射線療法中の食事対応の一例

■ 提供していた「全粥＋ペースト菜」に加えて

　ペースト状のおかずは見た目から拒否感が強かったので，温泉卵や卵豆腐，ジャガイモの煮物などを，献立に取り入れた．

　エネルギー必要量を満たすために，朝食と昼食に牛乳と濃厚経口栄養剤を1本ずつ追加した．栄養剤は多種類を試飲してもらい，摂取可能な味のものを選択した．

■ 経過観察を行ううえで留意した点

　入院前は朝と昼の1日2食の生活だったので，夕食も食べてもらえるように，希望に沿いながら，内容を調整した．

　退院に向けて，1日3食をとることの大切さや，バランスのよい食事について，ベッドサイド訪問の際に話した．

　このほか，糖尿病減塩食で喫食量が不安定だった患者について，医師の指示のもと，化学療法施行中は一般的な味付けの常食に変更し，カップ麺を適宜提供したところ，喫食量改善につながった例もある．

　外来化学療法中の患者では，健康食品やサプリメントに凝るあまりに，本来の食事が疎かになっている例があった．このような場合は，人間に必要な栄養素の働きやバランスのよい食事についての話から始めることにしている．

　よかれと思い綿密に関わると，かえって患者のプレッシャーになってしまう場合もある．多職種で連携を深め，患者の求めている関わりを実践していきたい．

〔大友　崇〕

枝豆のヴィシソワーズ

・のどごしのよい，やさしい味の冷製スープです．
・そら豆やグリーンアスパラでも試してくださいね．

■ **レシピ**

材料(2 人分)

枝豆(サヤから出して)……120 g
ジャガイモ………………1/2 個
玉ネギ……………………1/4 個
コンソメ…………………少々
塩…………………………少々
豆乳………………………150 cc

作り方

1. 枝豆は茹でてサヤから出しておきます
2. ジャガイモ・玉ネギを小さく切って，ひたひたの水とコンソメなどで煮ます
3. 冷ましてから枝豆とあわせてミキサーにかけます
4. ボールに 3 と豆乳をあわせ塩で味を調えます
5. 冷蔵庫で冷やしていただきます

かぼちゃのケーキ

・しっとりと柔らかいプリン風の焼き菓子です．
・冷蔵庫で冷やしてからカットしてください．

■ **レシピ**

材料(15 cm 丸型)

カボチャ(正味)……………250 g
牛乳………………………200 cc
卵…………………………2 個
薄力粉……………………30 g
バター……………………50 g
砂糖………………………70 g

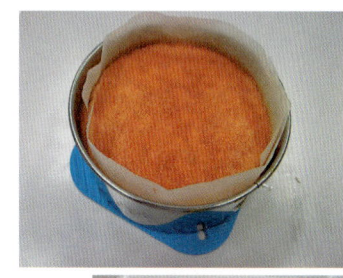

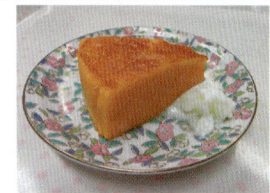

作り方

1. カボチャの皮と種とわたを取り一口大に切り電子レンジで柔らかく加熱する
2. 1 をよく潰して冷ましておく
3. バターは溶かしておく
4. ボウルに 2 のカボチャ，溶き卵，砂糖，牛乳，溶かしバターを入れ，泡たて器でしっかり混ぜる
5. ふるった薄力粉を加え混ぜる
6. 5 の生地を濾すとなめらかな仕上がりになる
7. クッキングシートを敷いた型に生地を入れ 170℃に予熱したオーブンで 45 分焼く
8. 粗熱がとれたら冷蔵庫で冷やす

3 食べることに問題を抱えるがん患者に対する言語聴覚士の支援

1 がんによる摂食嚥下障害

　摂食嚥下とは以下のように大きく5期に分けて考えられている．食物を認知し（①認知期），食べ物を口に入れて飲み込みやすいように咀嚼をしながら唾液と混ぜ合わせて食塊を形成し（②口腔準備期），食塊をのどに送り込み（③口腔期），ゴックンと飲み込み（④咽頭期），食道に入った食塊が蠕動運動によって胃まで運び込まれる（⑤食道期）という一連の過程を経る．

　がんに関連する嚥下障害は口腔がん，咽頭がん，喉頭がん，などの頭頸部がんの術後や頸部リンパ節郭清，口腔や頸部への放射線治療，気管切開カニューレの留置の影響，廃用による嚥下機能の低下などが原因によって生じる．嚥下障害をきたすと，誤嚥性肺炎が生じたり栄養状態が低下するだけでなく，「食べる楽しみ」の消失につながる．食事に携わるスタッフは「安全に・おいしく食べるよろこびを感じてもらう」ことを支援できるよう，がん患者の摂食嚥下障害について理解し，さまざまな側面から対応できる

表 4-3　がんの部位別でみた摂食嚥下障害

がんの部位	病巣や治療による影響	起こりうる摂食嚥下障害
脳腫瘍	病巣により仮性球麻痺・球麻痺症状，脳浮腫による意識障害	誤嚥，口腔・咽頭残留，失行，認知期の問題
口腔がん	舌・咽頭の切除，皮弁再建，頸部リンパ節郭清により舌骨上筋群への操作，気管切開カニューレの留置，唾液の減少，口腔粘膜炎	咀嚼や食塊形成困難，食塊の送り込みが困難，口腔・咽頭残留，誤嚥，気道防御のための有効な咳嗽が困難，食欲低下
咽頭がん	上咽頭がん：軟口蓋切除	鼻腔への食塊逆流
	中咽頭がん：咽頭後壁，舌根部の切除	咽頭残留，誤嚥
	下咽頭がん：食道入口部付近の切除，術後腫脹	咽頭残留，誤嚥
喉頭がん	喉頭の部分切除	誤嚥，咽頭残留，気道防御のための有効な咳嗽が困難
食道がん	前頸筋群の切離，気管切開カニューレの留置，反回神経麻痺，吻合部狭窄	誤嚥，咽頭残留，気道防御のための有効な咳嗽が困難，食塊の通過障害，食道逆流
甲状腺がん	反回神経麻痺	水分嚥下時のムセ，気道防御のための有効な咳嗽が困難

```
┌─────────────────────────────────────┐
│  バイタルサイン，意識レベルが安定している  │
│ ・全身状態が安定している  ・JCS 1 桁以上である │
│ ・呼吸状態が安定している                │
└─────────────────────────────────────┘
                  ↓
┌─────────────────────────────────────┐
│       食べる口になっている            │
│ ・口腔内の衛生状態が保たれている・口腔内が湿潤している │
│ ・歯や義歯の状態を確認                │
│ ※不十分であれば，口腔ケアや口腔保湿剤で保湿ケアを行う │
└─────────────────────────────────────┘
                  ↓
┌─────────────────────────────────────┐
│     嚥下の基礎的能力が保たれている     │
│ ・唾液が 30 秒間に 3 回以上飲み込めている │
│ ・3 mL の水をムセや咽頭残留，呼吸切迫症状なく飲める │
│ ・ゼリーをムセや咽頭残留，呼吸切迫症状なく食べられる │
└─────────────────────────────────────┘
                  ↓
┌─────────────────────────────────────┐
│           ゼリーの摂食                │
│       誤嚥症状なく経過している        │
└─────────────────────────────────────┘
                  ↓
┌─────────────────────────────────────┐
│        段階的食事形態アップ           │
│ 例：ゼリー食→ペースト食→ソフト食→軟菜食→常食 │
└─────────────────────────────────────┘
```

図 4-4　経口摂食開始までの流れ

JCS：Japan Coma Scale.

力を身につけていくことが必要である．

がんの部位別に，どのような摂食嚥下障害が起こりうるかを**表 4-3** にまとめた．

経口摂取をどう進めていくか

では，実際に摂食嚥下障害をかかえる患者に対して，どのようにして「食べる」のサポートを行っていけばよいのだろうか．大まかな流れを**図 4-4** にまとめた．

摂食嚥下訓練は誤嚥や窒息のリスクがあり生命の危険と直結するため，不安を感じるスタッフも多いと思う．しかし，ただ闇雲に食べさせるのではなく，しっかりとしたアセスメントを行ったうえでアプローチを行えば，決して危険な行為ではない．もちろん，主治医と密にコンタクトをとることやリスク管理に十分配慮する必要はある．

2 摂食嚥下アプローチの実際

1 ポジショニング

それぞれの姿勢の特徴を理解し，患者の症状に応じた姿勢を選択することが大切である．

適応	・口から食べ物がこぼれやすい ・口から咽頭への送り込みが難しい ・咽頭残留や誤嚥のリスクが高い
注意点	頭頸部が伸展(誤嚥しやすい姿勢)しやすいため，枕やタオルなどで頸部前屈となるよう調整が必要

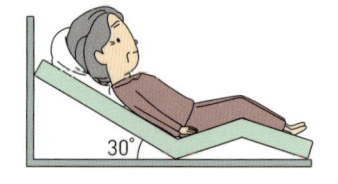

図 4-5 リクライニング位

適応	・座位で誤嚥をしないレベルの嚥下機能を有する患者 ・自力摂取が可能
注意点	足底をしっかりと床につけ，お尻がずり落ちないように腰をしっかり起こして座るようにする

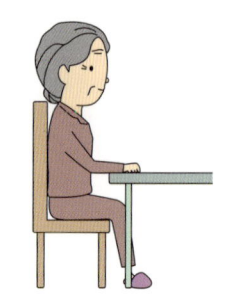

図 4-6 座位姿勢

■ **リクライニング位**（図 4-5）

　リクライニング位になることにより，解剖学的に気道が上方になり食道が下方になるため，食物が気管に入りにくくなる姿勢である．

■ **座位姿勢** （図 4-6）

　食物認知しやすいため，食べることへ注意が向きやすく自力摂取しやすいという利点がある．ただし，前提として誤嚥のリスクの低い患者に適した姿勢である．

2 嚥下体操（図 4-7）

　食事前の準備体操として行い，食事時の誤嚥やムセを軽減させる効果がある．
　ポイントとしてはリラックスした姿勢で行う，患者の状態にあわせて運動負荷を変える点が挙げられる．

3 食事形態

　摂食嚥下障害のある人が安全に嚥下できるように工夫した食物を「嚥下調整食」という．嚥下調整食にはゼリー食，ペースト食，ソフト食などさまざまな種類があるが，各病院・施設によって名称や形態はさまざまである．
　患者の能力に一番適した食事形態を提供することは安全性において第一であるが，おいしさと安全は両立しないことが多い．リスクは最小限に抑えつつも患者の嗜好などを考え，管理栄養士や調理師と連携して「おいしく」「楽しい」食事を提供する工夫が必要である．また，既製品の利用なども1つの手段である．

4 食べ方の工夫

　食べ方を少し工夫するだけで誤嚥の防止やムセを軽減することが多い．次の食事からすぐ使えて「簡単」かつ「効果がある」方法をいくつか紹介する（**表 4-4**）．

①深呼吸	
・鼻から息を吸い込んで，口からゆっくり吐く（これを数回繰り返す）	

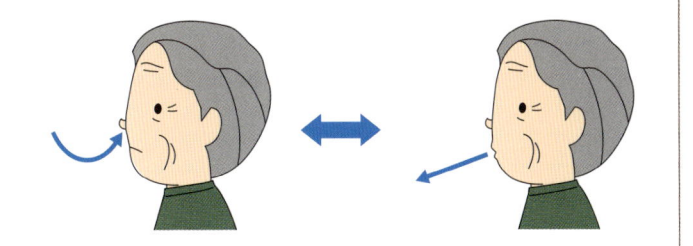

②頸部の運動
・頸部を右，左と1回ずつゆっくり回す
・次に，頸部を前後，左右にそれぞれ1回ずつ倒す（これらを2〜3回行う）

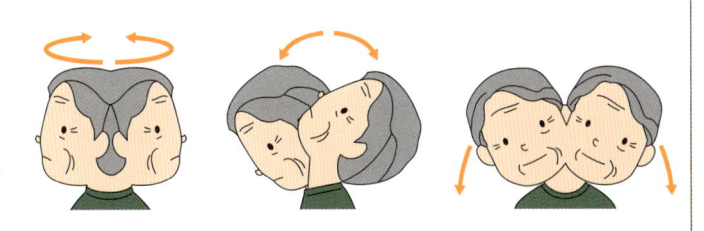

③肩の運動
・両肩をすぼめるように上げ，すっと力を抜く（これを2〜3回行う）
・次に，肩を前から後ろに回す（これも2〜3回行う）

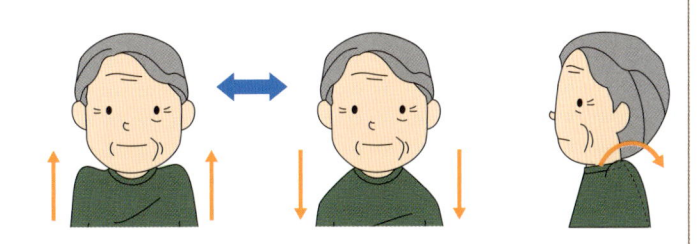

④頬の運動
・口を閉じて頬を膨らませたり，へこませる（これを2〜3回行う）

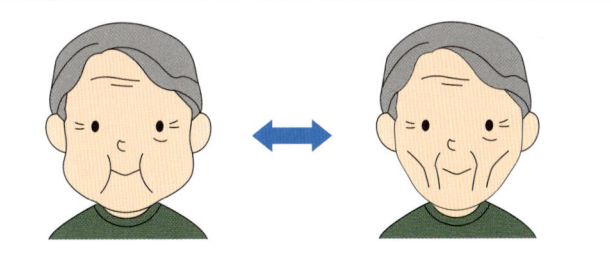

⑤舌の運動
・口を大きく開け，舌を出したり，引っ込める（これを2〜3回行う）
・次に，舌の先で左右の口角を触ってみる（これも2〜3回行う）

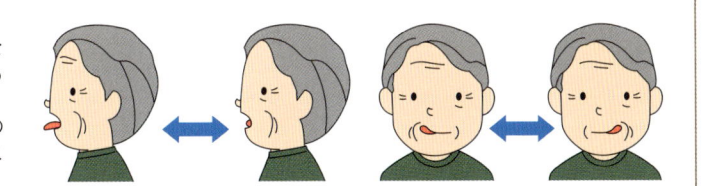

⑥構音の練習
・「パ・タ・カ」「パ・タ・カ」「パ・タ・カ」と，ゆっくり2〜3回繰り返し発音する

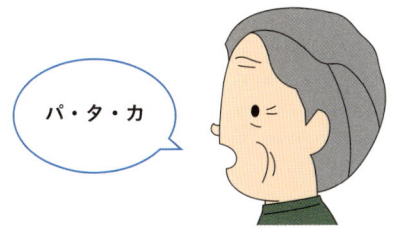

図 4-7 嚥下体操

〔馬場元毅，鎌倉やよい：脳からわかる摂食・嚥下障害．pp.98-99，学研メディカル秀潤社，2013．〕

表 4-4 誤嚥を予防する食べ方の工夫

手技	効果	方法
一口量の調整	誤嚥や咽頭残留の予防	量が多すぎると咽頭残留や誤嚥の危険性が増し，量が少なすぎると嚥下反射が起こりにくくなる場合がある 患者の能力にあった一口量を提供する（目安：一口量はティースプーン1杯，カレースプーン半分程度）
ペースの調整	嚥下が起こる前に次々に口に入れることで生じる口腔内貯留や誤嚥，咽頭残留を防ぐ	のど仏の動きや嚥下音を確認し，しっかりと飲み込んでから次の食物を口に入れる 自力摂取できる患者で次々に口に食べ物を入れてしまう場合は，「飲み込んでから次の一口を食べましょう」などの声掛けを行う
頸部前屈位（図4-8参照）	喉頭の入口を狭めることで，誤嚥のリスクを減らす	枕やタオルを使って頸部が前屈となるよう調節する
息こらえ嚥下（図4-9参照）	息をこらえることで声門が閉じ，気道に食塊が入りにくくなる 息を吐くことで食塊を気道から喀出する効果が期待できる	①食べ物を口に入れる，②鼻から息を吸う，③しっかり息を止めて食べ物を飲み込む，④勢いよく息を吐き出す
交互嚥下	異なる性質の食物を交互に嚥下することで咽頭に残留した食塊を除去する効果がある	食事と水分，ゼリーなどを交互に食べる
複数回嚥下	一口につき何度も嚥下することで口腔や咽頭に残留した食塊を除去する効果がある	食物を飲み込んだ後，何回か空嚥下を繰り返す 嚥下後の発声・咳嗽と組み合わせるとより効果的である
嚥下後の発声・咳嗽	気道へ入りかかった食塊を喀出する効果がある	食事の合間合間に発声や咳払いを行ってもらう 発声や咳嗽が「ガラガラ」と湿った音の場合は声門上に食塊が残留している可能性があるので要注意
水分にとろみを付ける	水分摂取時のムセの軽減 水分の誤嚥の予防	患者の能力に応じて，とろみの粘度を調整して提供 とろみの分量はメーカーによって異なるため，施設で使用しているメーカーの分量を確認する とろみを付けても難しい場合はゼリー状の水分補給製品も検討する

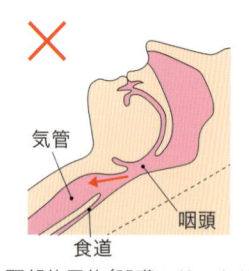

図 4-8 頸部前屈位

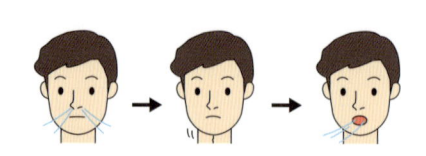

頸部伸展位（誤嚥のリスクが高まるため，危険な姿勢）

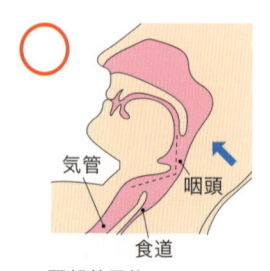

頸部前屈位（誤嚥のリスクを減らす）

図 4-9 息こらえ嚥下

鼻から息を吸い，しっかり止める → 飲み込む → 口から息を吐く

3 摂食嚥下における看護師の役割

筆者らリハビリテーションスタッフの患者との関わりは，基本的には日中のみになることが多い．やはり，昼夜関わっている看護師からの情報は大変有益である．また，1日1回のリハビリだけではどうしても限界があり，看護師の訓練協力は不可欠である．

1 口腔ケア

放射線治療の影響や絶飲食期間が長いと唾液分泌は低下し，口腔の自浄作用が低下する．さらに，う蝕や歯周病があったりすると，口の中の細菌は増殖し，その唾液を誤嚥することで誤嚥性肺炎の原因になる．

経口摂取をしている人はもちろんのこと，経口摂取をしていない患者に対しても誤嚥性肺炎を防ぐためには，毎日の口腔ケアで口の中を清潔に保つことが重要である．

「食べる」は1日にしてならず．地道に基本をコツコツと継続することが患者の食べる楽しみの再獲得につながる．

2 患者の状態の確認

意識状態・反応や表情・夜間の発熱・痰の性状や量の変化・呼吸状態・炎症反応・胸部X線画像などを総合して摂食・嚥下機能をみていく必要がある．食事の時間だけでなく，1日を通して患者の状態を確認することが重要である．

また，表4-5のような症状がみられた際にはすぐに医師へ報告するとともに，担当しているリハビリスタッフなど多職種への情報提供も併せて行う．

3 情報の共有と知識の統一

スタッフ間でしっかりと情報の共有を図ることが大切である．特に配慮が必要な患者の食事情報はスタッフによって対応内容にばらつきがでないよう，図4-10のようなボードに記載してベッドサイドに掲示するとよい．

情報共有の工夫の例として，自分の施設で提供しているお茶の量に対して，食事で使

表4-5 誤嚥を疑う症状

- 食事中に頻回にむせる
- 食事中や食後に，うがいをするときのような「ガラガラ」とした湿っぽい声や咳になる
- 食事時間が長くなり，摂取量が少なくなった
- 咳や痰の増加（痰が黄色っぽい）
- 倦怠感がある
- 元気がなく，ぼーっとすることが多くなった
- 呼吸困難感がある
- 発熱
- 血液検査にてCRP値の異常高値，白血球数 9,000/μL 以上の増加

```
★摂食条件表★
○○○号室     様

開始または変更日：    月    日～

開始または変更者： Ns.○○○

〈食事形態〉 ○○○食

〈とろみの粘度〉※当てはまる粘度に○をつけてください
⇒とろみの粘度は図4-11のとろみ分量を参照
    Ⅰ    Ⅱ    Ⅲ    Ⅳ    Ⅴ    ゼリー

〈姿勢〉
角度：30°・45°・60°・90°
座位・リクライニング車椅子・ベッド

〈介助方法〉
自立・見守り・一部介助・全介助
```

図 4-10 食事情報の共有ボードのイメージ

	Ⅰ度 ヤクルト状	Ⅱ度 飲むヨーグルト状	Ⅲ度 ポタージュ状	Ⅳ度 トンカツソース状	Ⅴ度 はちみつ状
見た目	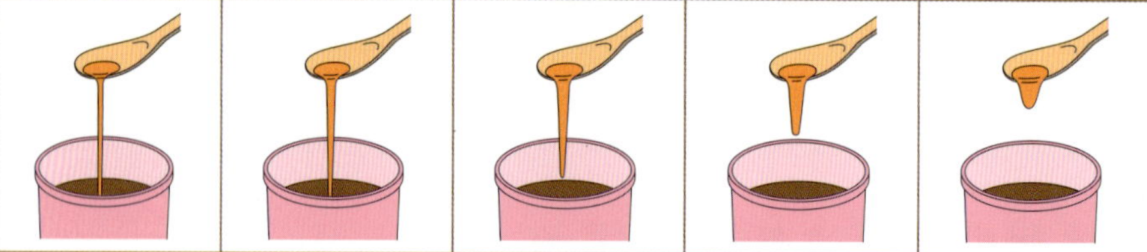				
番茶	200 mL	200 mL	200 mL	200 mL	200 mL
スプーンで すり切りで 量った場合	1杯	2杯	3杯	4杯	5杯
味噌汁・スープ お椀1杯に対して	1杯	2杯	3杯	4杯	5杯

・すり切ったとろみ剤を入れてからお茶を入れよく撹拌してください．
・番茶はカップで200 mLを量ってください．

図 4-11 情報共有の工夫：とろみの粘度調整

　用しているスプーンでトロミ粉を測るとどれくらいの粘度になるかを調べて表にしておくと，わかりやすくて便利である（図4-11）．

参考文献

1) 宮越浩一(編)：がん患者のリハビリテーション―リスク管理とゴール設定．pp.279-288，メジカルビュー社，2013.
2) がんのリハビリテーション研修会合同委員会：がんのリハビリテーション研修会 研修会テキスト．pp.73-88，2014.
3) 大宿茂：VFなしでできる！摂食・嚥下障害のフィジカルアセスメント．日総研，2014.
4) 藤島一郎，柴本勇(監)：動画でわかる 摂食・嚥下リハビリテーション．中山書店，2004.
5) 聖隷三方原病院嚥下チーム：嚥下障害ポケットマニュアル．医歯薬出版，2001.
6) 馬場元毅，鎌倉やよい：脳からわかる摂食・嚥下障害．pp.98-99，学研メディカル秀潤社，2013.

（小菅 奈津子）

Column

離乳食や介護食は咀嚼・嚥下困難時の強い味方！

耳下腺がんのため，4年前に手術と放射線化学療法を受けたHさん(50歳代，女性)．現在の食事は，おかず類は柔らかく煮込んだり，細かく刻んでとろみをつけ，主食はお粥や柔らかく煮たうどんにするなど，自分なりにいろいろと工夫しながら摂取しているとのことである．治療から4年が経過した現在でも，とろみをつけたり卵でとじたりしないと嚥下が困難であり，米飯やチャーハンなどは「砂を食べているよう」で全く食べられない状況である．咀嚼・嚥下困難を抱えながら生活するHさんに，オススメの市販食品について尋ねた．

「勤め先の介護施設で，私のために何回かペースト食を出してくれたのですが，普通のおかずをペーストにしたものは不味くてとても食べられませんでした．でも，赤ちゃん用の市販の離乳食は甘味がきいた優しい味で，とてもおいしいです．コストの問題や，何回も続くと飽きてしまうため今は食べませんが，治療が終わって2〜3か月の間は，市販の離乳食にとても助けられました．それから，トマトのゼリーなど，市販の介護食もおいしくて食べやすいのでオススメです」

摂取量にもよるが，価格的には介護食よりも離乳食が手軽であることや，メニューの豊富さや味のよさなど，最近の離乳食の進歩についてしばし話に花が咲いた．

（狩野太郎）

4 食べることに問題を抱える がん患者に対する 医師の支援

　がん患者には，がんの治療による合併症や副作用などさまざまな要因から食事に関する問題がみられる．医師は症状の緩和はもちろん，治療の状況により患者にあった栄養管理を行う役割を担っている．
　看護師には，患者の症状や栄養状態の把握，精神的ケアなどを通してがん患者への食事や栄養状態の改善へのアプローチが求められる．
　本項では，がん患者に対する栄養療法のポイントをまとめたうえで，治療の流れに沿った栄養管理について具体的な事例を紹介したい．

1 がん患者に対する栄養療法

　がん患者に対する栄養療法では，手術療法，化学療法，放射線療法などのがんに対する治療による合併症や副作用の軽減が重要である．
　また，がんの進行による代謝変化に対応する栄養療法を行い，がん悪液質の進行を遅延させることも考慮すべきである．一方，食欲低下の症状に対する精神的苦痛にも配慮が必要である．

1 摂食障害を防ぐための症状軽減

　がん患者が摂食障害をきたさないように，治療により生じたさまざまな症状を積極的に軽減することに努める必要がある．

○悪心・嘔吐
　化学療法による悪心・嘔吐は高頻度な副作用で摂食障害をきたす．嘔吐リスクは抗がん剤により異なるため，嘔吐リスクに応じた適切な制吐療法が重要である（制吐薬適正使用ガイドライン[1]などを参照）．

○味覚変化
　5-FU系薬剤などにより起こりやすい味覚変化に対しては，亜鉛の多い食品や亜鉛含有のサプリメントにより，症状が軽減する可能性がある．

○口腔粘膜炎
　化学療法や放射線療法による口腔粘膜炎に対しては，アズレンスルホン酸ナトリウム含嗽薬やステロイド軟膏などを使用し，痛みを軽減する．

○放射線食道炎

放射線食道炎は化学療法を併用すると頻度がより高くなると報告されている．疼痛に対して，非ステロイド性抗炎症薬(NSAIDs)が投与される．

○下痢

化学療法や放射線療法による下痢に対しては，感染性下痢が否定できれば，止痢薬を投与し，脱水に対しては十分な輸液を行う．

○がん疼痛

がん疼痛によっても，摂食障害をきたすことが多い．痛みに応じた適切な薬物療法による疼痛管理が必要となる（がん疼痛の薬物療法に関するガイドライン[2]などを参照）．

治療早期からの症状の軽減を試みても，摂食障害が重症化や長期化して栄養不良をきたしたときには栄養療法が必要になる．経口や経腸栄養が推奨されるが，実際には静脈栄養が選択されることが多い．

栄養不良そのものによっても食欲低下をきたすことがあり，その場合は栄養療法による栄養不良の改善によって，食欲低下が軽減しうる．

2 がんの進行による代謝変化に対応する栄養療法

がんによる神経系と炎症系因子が食欲低下を生じさせる．炎症性サイトカインの産生増加によって，エネルギー消費量の増加やタンパク分解亢進をきたす．

がんの進行により食欲が低下するので，味覚異常，消化管機能低下に対して，栄養カウンセリング[3]が有効である．タンパク質分解亢進に対して分岐鎖アミノ酸(BCAA)の強化[4]が推奨されている．

一方，摂食中枢の異常には炎症性サイトカインの関与が示されており，ステロイド投与[5]，NSAIDs投与[6]の有用性が示されている．また，魚油のn-3系脂肪酸の1つであるエイコサペンタエン酸(EPA)には抗炎症作用が知られている．炎症反応に対して，EPAの強化[7]の有用性が示されている．

エネルギー消費量の増加やタンパク質分解亢進に対して，栄養摂取量の減少を補うための栄養療法が必要だが，加えて抗炎症作用などの薬理学的栄養療法も重要になる．

3 食欲低下の症状に対する精神的苦痛

がんの精神的要因は食欲低下に関わる重要な因子である．抑うつや不安症状に対しては，栄養カウンセリングとともに精神的ケアを心がける．症状の悪化に対して，抗不安薬や向精神薬が必要になることがある．

家族や特別な見舞いの方が来た後に，食欲低下が改善した症例がある．また，栄養回診時に，「無理して食べなくていいですよ」と話した後，食欲低下が改善した症例もある．

食欲低下の症状に対して患者は精神的苦痛を感じている．岩手県立中央病院の宮田剛先生が"反省すべきクッタカ大行進"（図4-12）を提言しているように，一方的な食事摂取の強要ががんの患者を追い詰めることもあるので，注意しなければならない．

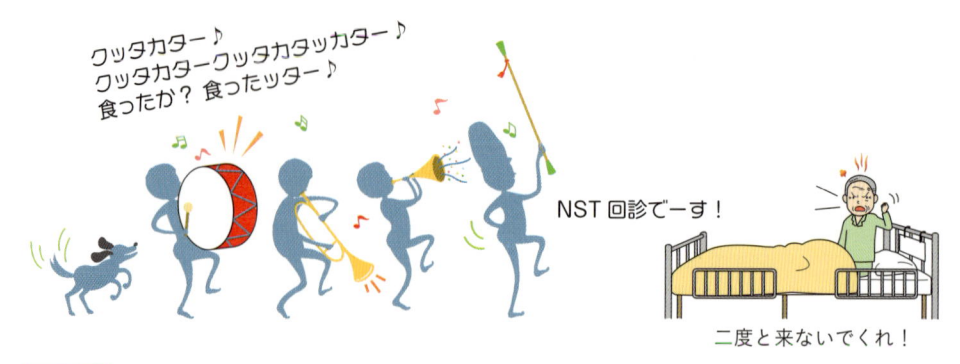

図 4-12　反省すべき…「クッタカ大行進」
（岩手県立中央病院宮田剛先生の原案をもとに作成）

事例 1

■ **消化管ステントを留置した患者**

　腹部臓器のがん，特に消化器のがんは放置もしくは再発を起こすと食物の通過障害が生じ，腸閉塞などを引き起こす．それにより，腹部膨満や嘔吐など，患者にとって非常に辛い症状が出現する．もちろん水分や食事を摂取することはできない．消化管に貯留した内容物を体外に出すためには，多くの場合鼻からのドレナージチューブを持続留置することになり，これも決して快適であるとはいえない．

　このような状況になった場合，可能であれば通過障害を起こした部分を食物が回避できるようにバイパス手術を行うという選択をすることになる．姑息的治療だが，上記のような症状を緩和するために避けられないという状況であった．そのようななか，2010 年 4 月より消化管ステントが消化管閉塞に対して保険収載となり，がんの浸潤による消化管通過障害に対しても利用されることが増えてきている．もちろんどちらを選択するかということは，そのときの状況で変わってくるので，一概にどちらがよいということはいえない．今回は，大学病院でこのような消化管のステントを留置した患者が筆者の施設に紹介されたので，筆者の施設での経過を紹介する．

◯ **経過**

　70 歳代後半，女性．筆者の施設に来院する 4 年ほど前に胃がんの診断を受け，大学病院にて幽門側胃切除術を受けた．進行がんであったので，手術後抗がん剤による術後補助化学療法を行ったが，著しい下痢が出現したため化学療法を中止して定期的な経過観察を行っていた．

　その後 3 年ほどして，食事ができず嘔吐してしまうということで近くのクリニックを受診し，手術を行った大学病院で再び精査を行った．

　上部消化管内視鏡検査で吻合部を中心とした 4 型病変を認め，生検の病理診断結果は低分化型腺がんとなり，残胃がんと確定診断された．画像上，腫瘍・膵・残胃が一塊となっている状況なので手術によるがんの切除は不能と判断し，その年の暮れにステントを挿入し，外来化学療法目的に筆者らの施設に紹介となった．

　外来で初めて会ったときは，以前にがん化学療法の副作用でひどい思いをしたせいか，化学療法治療に対してはどうしても懐疑的であり，可能ならばやりたくないという雰囲気であった．

○食事の状況

食事に関しては，やや固形のものを丸呑みに近い形で摂取すると，嘔吐などの閉塞症状が出るような状況だったので，ミキサーやジューサーを使用して，液体に近い形で食物を摂取することと，それとともに十分な水分を食事の合間にとるように指導した．

その後は嘔吐などの閉塞症状はかなり減少したが，ある程度の大きさの固形物を摂取すると以前と同じような症状が現れた．気をつけていれば問題となるようなことはなかったようで，このような食事で初診時 38 kg の体重も 4～5 か月後には 40 kg 程度まで回復してきた．

化学療法のレジメンが，週に 1 度の点滴を 3 週間行って，1 週間休むというものであったので，外来受診の際に摂食状況や体重などをチェック可能であったということも幸いしたと思う．幽門側胃切除後の状態でステントを挿入しているので，蠕動運動がない残胃とステントの長さが摂取可能な食物の形態に関与しているのかもしれない．

○まとめ

ステントを留置して化学療法を行いながら経口摂取が可能な期間は，約 11 か月であった．この間には化学療法に伴う知覚変化と骨髄抑制などの副作用があったが，特に大きな問題なく経過した．ステント治療のみによる経口摂取可能期間は，50～150 日程度と報告[8]されており，今回のステントと化学療法の治療は効果的で意味があったといえる．

また，化学療法の合間に趣味である旅行などを楽しめたということで，日常生活での QOL をある程度保ちながら治療を行えたといえる．

食物の摂取に関しては，十分なエネルギー摂取という意味では体重の増加などが得られ，ある程度の成果が得られたと思われるが，食事の楽しみという点で十分な対応ができたのかという疑問はどうしてもぬぐいきれないものがある．

事例 2

■ 胃がん術後後遺症のある患者

胃がんの手術後遺症として代表的なものには，①腸閉塞，②ダンピング症候群（→次頁，用語解説），③貧血，④骨粗鬆症，⑤逆流性食道炎，⑥胃手術後胆石症，⑦小胃症状がある[9]．これらの後遺症は食事内容や食事方法を指導することによって予防できることが多いが，長時間悩まされることもある．

ここで紹介する患者は，胃がん手術の代表的な後遺症に悩まされ，精神的な問題も生じたことから栄養指導や治療に難渋したために印象に残っている症例である．

○経過

胃角部にできたステージⅡA の進行胃がんに対して，幽門側胃切除術（残胃・十二指腸吻合）＋胆囊摘出術が施行された（残胃はかなり小さい）．術後から逆流性食道炎に伴う症状（胸やけ）が生じていたが，軽度のため薬物治療（proton pomp inhibitor；PPI，胃酸を抑制する作用）にてコントロールできていた．

術後 1 年半経過した頃から胸やけが悪化し，手術をした病院で検査したところ，軽度の

逆流性食道炎のみであったため薬物治療の追加で経過観察となった．しかし，それでも改善がないことから精神的問題と診断され，抗うつ薬が追加で処方されたが，さらに食事ができなくなりADLも低下したため，自宅に近い筆者らの施設に受診となった．

○栄養に関する問題

初診時の栄養評価は，高度の栄養障害（体重変化は手術前58 kg→術後安定期47〜48 kg→初診時41 kgと急速な減少）であり，入院のうえ適切な栄養管理が必要と判断した．refeeding症候群（→用語解説）に注意しつつ栄養投与量を徐々に増やし，末梢静脈栄養（PPN）と経腸栄養剤の経口投与を行った．

胃内視鏡検査では高度の逆流性食道炎にカンジダ食道炎が合併しており（免疫力低下が起きている証拠），薬物治療を開始した．すなわち，抗うつ薬などの抗精神病薬によって治る状態ではなかったのである．

残胃透視（造影剤を飲んで，食道，残胃，十二指腸の通過状態をみる検査）では吻合部に捻れが原因と思われる通過障害が確認された．また，食生活を詳しく聴取すると，仕事中は食事時間が十分に取れないために早食いになっていたり，少しでも吐き気があると無理やり咽頭刺激をして吐いたりと，胃切除後症候群を引き起こさないほうがおかしいという生活だったことが判明した．

また，いつかは胃切除前の食生活に戻れると思っていたけれども，いつまでたってもよくならないという苛立ちがあることもわかった．

入院栄養管理によって体重は1か月で41→48 kgまで改善し，退院ののち外来通院3か月後には53 kgまで増加した．しかし，その後も時々連続的に嘔吐を起こして逆流性食道炎が再燃したり，残胃拡張が原因と思われる食直後の腹痛を経験することから，常に食事に対しては不安を感じているようであった．その際には，原因をわかりやすく説明し，それを回避する方法を繰り返し指導していくことで，不安を少しでも取り除くことができると思われる（本症例では抗不安薬も併用した）．つまり，胃切除後の病態生理を念頭におき，継続的な食生活指導をしていくことが重要である．

用語解説

ダンピング症候群

胃切除後食事に関連してさまざまな血管運動性症状，腹部症状など機能障害をきたす症候群である．食後30分以内に起こる早期ダンピング症候群と，食後2〜3時間に起こる晩期ダンピング症候群に分けられる．

リフィーディング（refeeding）症候群

一種の飢餓状態にある低栄養患者が，栄養を急に摂取することで，水や電解質分布の異常を引き起こす病態で，心停止を含む重篤な致命的合併症を起こすことがある．

○まとめ

　繰り返しになるが，この患者の胃切除後の病態は，「残胃が非常に小さく，十二指腸との吻合部に軽度の捻れが生じているため通過障害が少なからずあり，一度に多くの食事が入ると残胃が拡張して痛みを伴い，さらに食道への逆流が容易に起こってしまう．その状態でさらに食事を続けると繰り返す嘔吐が生じる」ことで説明がつくため，少量ずつ頻回にゆっくり食べることや，補助食品を利用することで栄養状態の維持を図っている．

　また，進行胃がんの場合は術後や再発の際に化学療法を外来または入院にて施行することも多いと思われる．その際に化学療法の副作用ばかりに目を向けるのではなく，胃がん術後後遺症のことを常に考慮する必要がある．

引用文献

1) 日本癌治療学会（編）：制吐薬適正使用ガイドライン，ver.1.2. http://jsco-cpg.jp/item/29/（2015年4月アクセス）
2) 日本緩和医療学会緩和医療ガイドライン作成委員会（編）：がん疼痛の薬物療法に関するガイドライン，2010年版．http://www.jspm.ne.jp/guidelines/pain/2010/（2015年4月アクセス）
3) Ravosco P, Montrio-Grillo I, Vidai PM, et al：Dietary counseling improves patient outcomes：a prospective, randomized, controlled trial in colorectal cancer patients undergoing radiotherapy. Journal of Clinical Oncology 23(7)：1431-1438, 2005.
4) Cangiano C, Laviano A, Meguid MM, et al：Effects of administration of oral branched-chain amino acids on anorexia and caloric intake in cancer patients. Journal of the National Cancer Institute 88(8)：550-552, 1996.
5) Yavuzsen T, Davis MP, Walsh D, et al：Systematic review of the treatment of cancer-associated anorexia and weight loss. Journal of Clinical Oncology 23(33)：8500-8511, 2005.
6) Solheim TS, Fearon KCH, Blum D, et al：Non-steroidal anti-inflammatory treatment in cancer cachexia：a systematic literature review. Acta Oncologia 52(1)：6-17, 2013.
7) Murphy RA, Mourtzakis M, Chu QSC, et al：Supplementation with fish oil increases first-line chemotherapy efficacy in patients with advanced nonsmall cell lung cancer. Cancer 117(16)：3774-3780, 2011.
8) 土田知史，國崎主税，白井順也，ほか：切除不能幽門狭窄胃癌に対するステント治療の成績．癌と化学療法 40(12)：1690-1692, 2013.
9) 日本胃癌学会（編）：胃がん治療ガイドラインの解説（一般用），第2版．金原出版，2004.

（中村卓郎，山田一，小島淳一）

Column

食べたくなったら，お総菜売り場へGo！ ～コロッケ～

　大腸がんの転移により，外来化学療法を受けているIさん(70歳代，男性)．化学療法後，数日間にわたって，食欲の低下と味覚変化，においに対する嫌悪感を訴えている．

　食欲低下がみられる時期は，お粥を食べてどうにかやりすごしているIさんであるが，この時期にときどきコロッケが無性に食べたくなるとのことである．

　「コロッケはね，わざわざ家で作らなくてもスーパーの総菜コーナーや近所の肉屋，コンビニとかその辺で買ってくればいいの．温めてしまうとにおいが気になるので，冷めたままソースもつけずにパクッと食べる．これがうまい！」と，笑顔で語ってくれた．

　「食べたくなったら，すぐに買いに走らないといけない．夕飯に食べよう，明日食べようと，時間を空けてしまうと，まったく食べたくなくなってしまう．食欲がない時期でも，食べたいと思ったときにタイミングを逃さずに食べると，うまいっ！　て思えることがある．僕みたいに，ずっと終わりのない治療をしている患者にとっては，これはすごく大事なことだよ」と説明してくれた．

（狩野太郎）

第5章

がん患者の食事における家族の役割と支援の求め方

1 おいしく食べられない患者とその家族への支援

1 おいしく食べられない患者の苦痛と家族の不安

1 食べられない状態を心配せずにはいられない家族

　これまでの章で述べてきたように，がんの治療は食欲低下や早期満腹感，悪心や嘔吐，味覚や嗅覚の変化，咀嚼嚥下障害などの有害反応や治療の後遺症により，さまざまな形で患者の食生活にネガティブな影響を与える．このため，「食べられない」，「食べたくない」，「おいしく食べられない」など，がんの治療に伴う食事の問題は，症状の程度や持続期間の差はあるものの，ほとんどのがん患者が体験する身近な問題となる．

　食事はわれわれの生命や日々の活動を支えるすべての活力源である．何らかの理由で長期にわたって食事摂取ができず，代替栄養補給も行われなければ，飢餓状態や感染症により生命は深刻な危機にさらされることになる．このため，長期間にわたって食事摂取が困難となったり，摂取量が不足しやすいがん患者に食事の問題が生じると，患者本人はもちろん，患者を支える家族や医療従事者にとっても大きな不安をもたらす．

患者家族の抱える不安

　特に患者家族にとっては，ただでさえ不安や心配事の多いがんの治療期に，食事が食べられないという問題が生じることで，体力の低下や治療の中断，病状の悪化という悪循環を連想してしまい，患者の食事摂取状況を心配せずにはいられない状況となる．このような心配を抱える家族は，患者の食事摂取量に一喜一憂したり，栄養バランスの偏りを指摘することが多くなるが，食べたくても思うように食べられない患者にとっては，このような家族の態度や言葉が負担になることも多い．

　このため，看護師は食事の問題を抱える患者の家族に対して**図5-1**のような情報を提供するなど，不安軽減に向けた支援を行う必要がある．

2 楽しみであるはずの食事が苦痛の時間となってしまう患者

　食欲の低下や食事摂取困難を抱える患者本人も，食事が食べられない状況が自身の病状や治療の継続にネガティブな影響を与えることを理解している．また，食事が食べられない状況が家族にも大きな不安を与えていることを十分に理解しているため，無理をしてでも，一口でも多く食べなければと，追い込まれる形となる．このようにして，本来は楽しく幸せな時間であるはずの食事が，がん患者にとっては仕事や治療の一部と

患者家族に伝える点	ポイント
がん治療による食欲低下があること	がんの治療中に食欲低下が起きるのは自然なことであり，食べられるときに，食べられるものを無理のない範囲で食べることが大切である
長期的視点による栄養管理	がんの治療中は1日の中で栄養のバランスがとれなくても，2～3週間の治療期間の間に不足分を補えればよい．ヨーグルトや果物しか食べられない日があってもかまわない
困ったときの支援体制	低栄養状態に陥ったり低栄養状態が予測される患者には，栄養士による相談指導や，NSTによるチームアプローチ，経腸栄養剤の経口摂取や経管栄養，経静脈栄養など患者の状態にあわせた支援態勢が整っている
無理に摂取することの弊害	悪心・嘔吐などの不快な症状があるときに無理をして食べると不快な症状が悪化したり，その後無理をして食べたものを見たりにおいをかいだだけでも悪心や嘔吐を誘発するので，不快な症状があるときは無理をして食べないほうがよい
予測される症状持続期間	治療内容から予測される悪心・嘔吐や食欲低下，味覚変化などの症状持続期間を説明するとともに，化学療法中ならば次回の治療に備えて患者と家族で症状のモニタリングをするよう勧める
少量摂取でも感染予防効果になること	ほんの数口の摂取でも患者の満足や安心につながるとともに，絶食に伴う消化管粘膜障害の防止により感染予防にも役立つ

図 5-1 食事の問題を抱える患者家族の不安軽減に向けた情報の提供

いった負担感や苦痛を伴う義務的な時間となってしまう．

「食べられない」，「食べたくない」，「おいしく食べられない」など，患者や治療内容によって訴え方は異なるが，思うように食べられない辛さや不安，わずかな量さえ食べられない情けなさ，家族に心配をかけてしまっている申し訳ない気持ちなど，患者が抱える苦痛は大きい．

2 おいしく食べられない患者に対する家族からの支援

食事の問題を抱えるがん患者に対する，家族からの支援のポイントを図5-2に示した．前述のように，食欲低下や味覚変化など食事の問題を抱える患者にとって，食事は満足感や幸福感を味わう楽しい時間ではなく，義務感や負担感を伴う苦痛の時間となりやすい．

一方，患者の順調な回復や病状の安定を祈る家族にとっては，食事摂取量や栄養バランスが中心的な関心事となりやすく，患者にとってはしばしばこれが重荷となってしまう．このため，家族には食事の問題を抱える患者の苦痛を理解してもらい，患者本人のペースや希望に添った支援を心がけてもらう必要がある．「食べられない」，「食べたくない」，「おいしく食べられない」という不安や悲しみを理解して，患者本人と辛い気持ちを分け合い，おいしく食べられたりたくさん食べられるなどしたときはともによろこびあうことが，家族からの支援の重要なポイントとなる．

患者家族からの支援のポイント	内容
苦痛の理解	おいしく食べられないという患者本人の苦痛を理解する
プレッシャーの回避	「食べなきゃダメ」，「もっと栄養のあるものを食べて」というような言葉で，患者本人を追いつめない
希望に添った支援	食べたいときに，食べたいものが食べられるよう，なるべく患者本人の希望に添った支援を心がける
よろこびの共有	おいしく食べられたときは家族も一緒によろこび，幸せな気持ちを共有する
お金や手間をかけすぎない	おいしく食べてほしいとの願いから，高価な食材を使ったり手の込んだ料理を準備してもおいしく食べられないことが多く，結果的に互いに嫌な思いをすることがあるので注意する
治療スケジュールにあわせた工夫	食欲の低下や味覚変化の症状が改善する時期を見計らって家族で食事に出かけたり，肉や魚などタンパク質が豊富な食事が摂れるよう工夫する
においへの配慮	食事のにおいが不快に感じる時期は，家族の食事もにおいの少ない物に工夫したり，食事の時間や場所を工夫する
炊事の分担	味覚の変化やにおいへの嫌悪感により患者本人が調理をしにくい場合は，他の家族で役割を分担するなど協力する

図 5-2　おいしく食べられない患者に対する患者家族からの支援のポイント

1 おいしく食べられないという苦痛の理解と患者へのプレッシャーの回避

　食事はわれわれの生命や日々の活動を支えるすべての活力源であるとともに，家族や仲間たちとテーブルを囲む食事の時間は，日々の生活のなかで最も楽しいひとときである．また，お正月やクリスマス，誕生日や記念日などに，家族や親しい仲間たちと特別なご馳走を囲むひとときは，人生の目的の1つでもある．

Column

同居義父母の心配を重荷に感じる J さん

　Jさん(50歳代，女性)は，乳がんの肝転移と骨転移のため通院治療により毎週1回化学療法を受けている．化学療法後の4日間は，塩味の感じにくさ，醤油やみりんが苦く感じるなどの味覚変化や，食欲低下がみられるが，次回治療前の3日間は食欲も味覚も回復する．味覚変化や食欲低下がみられる時期は，味を付けずに豆腐やトマトを食べたり，ドーナツなどの甘いものを食べるなどしてやりすごし，味覚や食欲が戻る時期にバランスのよい食事をしっかり摂ったり，友人と食事に行くなど自分なりに工夫ができている．このため，味覚変化時には食事の味付けの際に多少不自由を感じるが，自分では全般的にうまく対処できていると感じている．

　「ただね……」とJさんは切り出した．「ただね，治療中の食事内容について義父母がいろいろと口を出してくるんです．もっと食べろとか，それじゃ栄養が足りないとか．私のことを心配して言ってくれているのはよくわかるのですが，心配をされるのが精神的にとても苦痛です．食事のことは，自分で工夫してうまくやっていますから，どうか口を出さないでください，とお願いをしているのですが……」

　普段は明るいJさんの表情が曇った．

（狩野太郎）

しかし，がんの治療や病状によって，食事の摂取が困難となったり，おいしく食べられない状況が生じると，毎日の生活から最も楽しい時間が奪われ，家族や親しい仲間たちと特別な料理を囲む大切なひとときが，寂しくつまらないものとなってしまう．患者の言葉を借りれば，「食べることが仕事」，「食べることが治療」になってしまい，楽しいはずの食事の時間が苦痛や負担を伴う義務的な時間となってしまう．

症状による食事の変化の理解

一方，われわれの身体には，健康や生命の維持に不可欠な食事がスムーズに摂取できるよう味覚や嗅覚が備わっており，味や香りが"おいしさ"という快感をもたらし，また，空腹感が食欲を促すとともに，食後の心地よい満腹感が満足感や幸福感をもたらしてくれている．しかし，味覚や嗅覚の変化により，"おいしさ"という快感を失い，空腹感の消失や不快な早期満腹感による食欲の低下や食後の不快感，口腔粘膜障害による痛みなどが生じれば，楽しく心地よいはずの食事が苦痛に満ちた大変な仕事となってしまう．

家族は患者の病状を心配するあまり，「もっと食べて」，「食べなくてはダメ」という言葉でつい患者にプレッシャーをかけてしまう．このため，まずは家族に患者本人の苦痛を理解してもらい，辛いながらも何とか食事を摂取している努力を認めてもらえるような働きかけが必要である．

2 患者の希望に添った支援と食べられたよろこびの共有

味覚変化症状の出現時には，食欲低下や食物への嫌悪が同時に出現しやすいので，「食べたいときに，食べたいものを，無理せず控えめに」摂取することが重要ある．

治療の内容や出現している有害反応，患者の好みや治療後の時間経過により，食べたいものは異なるが，食欲低下時にはお粥やそうめん，菓子パン，イモ類，ヨーグルトやアイスクリーム，果物などが好まれることが多い．また，味覚変化がみられるときは，すし飯や酢の物など酸味や甘味を活かした献立や，マカロニサラダなどマヨネーズ味の料理，トマト味のパスタ，カレーや丼物などが好まれる（第2章 4「化学療法に伴う味覚変化」→ p.48）．看護師は，治療内容や出現している有害反応にあわせて，比較的食べやすく好まれる食品について患者と家族に適宜情報を提供し，患者が「食べたい」と思えるきっかけを作ったり，患者が食べたいものを家族が準備できるよう助言できるとよい．

患者と患者家族のよろこびの共有を支援する

患者が食べたいと思ったものを準備してもおいしく食べられないこともあれば，たった一口しか食べられないこともある．しかし，食事の問題を抱える患者にとっては，たった一口だけでもおいしく食べられたときはとても大きなよろこびとなり，自信にもつながる．患者が発する「おいしい」の一言は，家族にとっても大きなよろこびとなり，不安の軽減にもつながるため，おいしく食べられたよろこびを患者と家族が共有できるよう，家族の面会時に患者の食事の様子を伝えるなど，意図的な支援が看護師に求められる．

3 お金や手間をかけ過ぎることへの注意

　一方，何とか食べてほしい，おいしさを感じさせてあげたいとの想いから，患者のために手の込んだ料理を準備する家族もいるが，味覚変化や食欲低下のため，残念ながらおいしく食べられないことも多い．特に，新たな治療が始まって間もない頃は，せっかく手間暇をかけて作ってもおいしく食べられないことが多いので，普段以上に手の込んだ料理は避けたほうがよく，高価な食材も避けたほうが無難である．

　手間やお金をかけた食事は期待が大きい分，おいしく食べられないと落胆も大きく，患者も家族も嫌な思いをすることになる．簡単な調理法を選んだり，コロッケなどの総菜や冷凍食品，ちらし寿司の素など市販のものを利用すれば，たとえおいしく食べられなくてもあまりがっかりせずに済み，おいしく食べられれば"ちょっと得をした気分"になれる．

3 家族とともに行う食事の工夫

1 治療スケジュールにあわせた食事の工夫

　化学療法を受ける患者では，次回治療日の直前は食欲や味覚変化症状が改善しやすい時期である．このため，家族で食事に出かけたり，祝い事などの特別な食事を計画するときは治療の直前となるようにスケジュールを調整することで，患者も家族と一緒に食

Column

頭頸部がん治療中，スイカの甘さに涙…

　耳下腺がんのため，4年前に手術と放射線化学療法を受けたKさん(50歳代，女性)．放射線化学療法中は，口腔粘膜障害や嚥下障害，化学療法に伴う悪心のため，食事だけでなく水分の経口摂取も困難となっていた．体重減少が進み，みるみるやせ細ってゆくKさんに，家族や医師，看護師，栄養士らがさまざまな食事の工夫や支援を行ったが，Kさんには効果がみられなかった．当時のKさんにとって，食事は苦痛でしかなく，食べなくてはいけないとわかっていても，食べることができなかった．

　そんなある日，状況を聞きつけた友人がKさんのために遠方の産地からスイカを取り寄せ，小さく切って病室に届けてくれた．Kさんが，気持ちは嬉しいがとても食べられないと友人に伝えると，スイカの汁だけでも試してほしい，と少々強引に勧められた．

　「食べられるわけがないと思ったのですが，スイカの汁を口に入れたら，甘さを感じたんです．あぁ，甘いっ．味があるっ，と感じられて，うれしくて，おいしくて，涙がこぼれました．たった一口だけでしたが，スイカの甘味を感じられたことで，そのときはずいぶん心が救われました」

　その後，放射線化学療法に伴う激しい口腔粘膜障害と悪心・嘔吐により経口摂取も経管栄養も不能となり，自身の生命の危機を実感したというKさんであったが，中心静脈栄養管理や治療終了後3か月に及ぶ経口摂取困難の時期を乗り越え，当時10kg以上減少してしまった体重も，現在はすっかり取り戻したとのことであった．

(狩野太郎)

事を楽しむことができる．また，この時期は普段に近い食生活を取り戻すことができるので，治療直後には摂取しにくい肉や魚類などのタンパク質をしっかり摂るなど，栄養バランスの改善にも向けた食事の工夫ができるとよい．

2 においへの配慮

がん治療のうち，化学療法を受ける患者では治療に伴う有害反応としてにおいへの嫌悪感が生じやすく[1,2]，悪心・嘔吐，食欲低下の原因となるとともに炊事仕事が困難となる[1]．

患者が嫌悪感をもちやすい食品のにおいとしては，炊きたての米飯，肉や魚のにおいのほか，油もののにおいなどが挙げられる．また，食品以外にも香水や芳香剤，タバコやアロマオイルのにおいなど，家庭内や外出先で触れることの多いにおいが不快に感じられる．このため，患者と同居する家族は，香水やタバコ，芳香剤など患者にとって不快なにおいを家庭内から排除するよう協力が求められる．

また，米飯を炊いたり，肉や魚を焼くにおいが患者にとって大きな苦痛になるときは，普段以上に室内の換気に留意したり，においの少ない調理法を工夫するなどの配慮が必要となる．患者本人が家庭内で炊事役割を担っている場合は，においへの対処にも限界があるが，ベランダや車のガレージで炊飯を行うなどの工夫をしている患者もいる．また，においへの嫌悪感は化学療法後3～7日頃であるため[3]，この期間中にはにおいが気になる調理を避けたり，事前に総菜などを作り置きして保存しておくなどの工夫も役に立つ．

3 炊事の分担

家族としては，患者がにおいへの嫌悪感を感じやすい時期には炊事の役割を代行したり，作り置きされた料理を自分で温めて食べるなどの協力が求められる．なお，味覚変化症状を抱える患者では，料理の味付けがうまくいかないことが多くなる．このため，炊事をすべて代行しない場合でも，仕上げの味付けを代行するなど部分的な協力も重要である．

味覚変化症状を抱える50歳代の女性患者は，料理の味の仕上げを高校生の娘や中学生の息子に協力してもらっているとのことである．たびたび協力してもらっているうちに，仕上げの味付け以外の調理も手伝ってくれるようになり，娘も息子も母親の料理の作り方に興味を示すようになったとのことである．また，娘や息子と並んで台所に立って調理をしていると自然と会話も生まれるようになり，今まであまり聞く機会のなかった学校の出来事を話してくれるようになったとのことで，「がんも味覚障害も，悪いことばかりじゃないのよ」と，うれしそうに話してくれた．

引用文献

1) 狩野太郎，神田清子：化学療法患者が体験する味覚変化症状と対処法の分類．The Kitakanto Medical Journal 61(3)：293-299，2011．

2) Bernhardson BM, Tishelman C, Rutqvist LE : Taste and smell changes in patients receiving cancer chemotherapy: distress, impact on daily life, and self-care strategies. Cancer Nursing 32(1) : 45-54, 2009.
3) 木村安貴,砂川洋子:化学療法に伴う嗅覚変化ががん患者の食事摂取およびQOLに及ぼす影響.日本がん看護学会誌 23(2):23-32, 2009.

(狩野太郎)

Column

妻のためにスーパーマーケットに走るLさん

　Lさん(70歳代後半,男性)は,乳がんの術後化学療法中の妻と2人暮らしである.治療開始に伴い,食欲の低下や全身倦怠感を訴える妻に対して,不安な表情やイライラした様子を示し,「だるければ寝ていろ!」,「ちゃんと食べなきゃ,体がまいっちゃうだろ.食べたいものはないのか!」などきつい言葉で接していた.

　ある日,「アップルリングなら食べたい」と妻がつぶやくと,「ちょっと待っていろ」とLさんは玄関を出た.自転車に飛び乗って,近所のスーパーやドラッグストアを回り,ようやく4軒目でアップルリングを手に入れた.

　後日,このエピソードを聞いた看護師がLさんの優しさを褒めたところ,「食べてもらわなければ家族は不安です.病人の代わりになってやることはできませんが,食べたいものがあればできる限りのことをしてやりたい」と語った.一方,

Lさんの妻は「普段は何もしてくれない夫ですが,あのときはあっという間に玄関を飛び出していって,あちこち回って買ってきてくれました.それはうれしかったですよ.久しぶりにおいしく食べられて,2人でよろこびました.」

　Lさんも穏やかな笑顔で頷いた.

　食事の問題は,患者だけでなく家族にとっても大きな不安であり痛みである.「おいしく食べられた」,「おいしく食べさせてあげられた」とのよろこびは,患者と家族にとって大きな支えとなる.

　街中を走り回ってアップルリングを手に入れたエピソードは,がんという病気がLさん夫妻にもたらしてくれた,大切なギフトといえるだろう.

　外来で患者に接していると,時々そんなギフトのお裾分けをもらえてうれしくなる.

(狩野太郎)

索引

数字・欧文

数字

5-HT₃受容体拮抗薬　31

欧文

AC療法　82
BMI　13
CiTAS：Chemotherapy-induced Taste Alterrations Scale　51
CMF療法　82
CTCAE　15, 25, 34, 42, 90
CTZ：chemoreceptor trigger zone　30
FEC療法　82
NK₁受容体拮抗薬　31
NSAIDs　44
NST　19, 109
OAG：Oral Assessment Guide　42
OHTA H & N：Oral Assessment Tool to assess Appetite in patients with Head and Neck cancer receiving radiotherapy　62
QOL　12
SGA：Subjective Global Assesment　25
TC療法　82
TPN　6
VAS：Visual Analog Scale　25

和文

あ

亜鉛内服療法　50
悪性リンパ腫　8
アセスメント　12
　——，悪心・嘔吐の　31
　——，口腔粘膜障害の　42
　——，食欲低下と栄養状態の　25
　——，食欲の　60
　——，味覚変化症状の　51
アセスメントスケール CiTAS　51
アセトアミノフェン　102
あっさりとした味付け　68
アプレピタント　31
アルブミン　13

い・う

胃がん　8, 105
　——　術後後遺症　129
息こらえ嚥下　122
医師の支援　109, 126
異味症　50
イレウス　10
咽頭がん　118
咽頭痛　102
うま味　55

え

栄養管理，頭頸部がんの　103
栄養サポートチーム（NST）　19, 109
栄養士　10, 19, 97, 109, 112
栄養障害，がんによる　5
栄養状態
　——のアセスメント　25
　——の評価　13
　——の評価指標　25
　——の不良　12
栄養摂取不足　15
栄養相談窓口　88
栄養療法　10, 27, 126
嚥下機能維持　103
嚥下機能低下，廃用に伴う　10
嚥下困難　10, 24
嚥下時痛　102
嚥下障害　80, 118
嚥下体操　10, 120
嚥下調整食　120

お

おいしさを感じる言葉　2
嘔吐　7, 15, 24, 30, 86, 126
　——，急性　15, 31, 75
　——，予期性　15, 31, 75
　——　時の食事の工夫　16, 35, 36, 38, 76, 78, 79
　——に影響する身体症状　33
　——のアセスメント　31
　——のセルフマネジメント　33
　——の発生メカニズム　30
　——の評価　33
オーラルアセスメントツール　42, 61
悪心　7, 9, 15, 24, 30, 86, 126
　——，急性　15, 31, 75
　——，予期性　15, 31, 75
　——　時の食事の工夫　16, 35, 36, 38, 76, 78, 79
　——に影響する身体症状　33
　——のアセスメント　31
　——のセルフマネジメント　33
　——の発生メカニズム　30
　——の評価　33
オピオイド　44, 102

か

外来化学療法　9, 84, 90
外来化学療法室との連携　114
下咽頭がん　105
化学受容器引金帯（CTZ）　30
化学療法　8
　——に伴う味覚変化　48
　——の治療日誌　84
家族からの支援　135
家族の不安　134
家族へのアプローチ　108
家族への影響　83
活性酸素　40
カテーテル敗血症　5
がん悪液質　5
寛解導入療法，白血病の　94
看護アプローチ　14
看護師の調整役割　21, 108, 109
看護師の役割　7
　——，がん患者の食事における　5
　——，食生活の充実への　98
　——，摂食嚥下における　123
観察　108
がんサロン　111
がん自体による栄養障害　5
患者家族からの支援　135
患者家族の不安　134
患者家族へのアプローチ　108
患者家族への影響　83
感染性合併症予防　10

感染性口腔粘膜障害　40
感染リスク　12
がん疼痛　127
がんの治療　2
がんの病態　4
管理栄養士　10, 19, 97, 109, 112

き

季節感に配慮した献立　68
喫食率（食事摂取量）　25
客観的栄養評価法　13
嗅覚変化　7, 9, 24
急性悪心・嘔吐　15, 31, 75

く

口溶けのよい食感　68
クッタカ大行進　128

け

経口摂取　119
　── の意義　103
経口摂取量　14, 15
　── への影響, がんによる　4
　── への影響, 治療による　5
経静脈栄養　5
軽食の準備　27
経腸栄養　28, 37
頸部前屈位　122
血小板減少　94
血清タンパク　4
下痢　9, 10, 127
嫌気性解糖　4
言語聴覚士　10, 109, 118
検査データ　13
倦怠感　9, 24

こ

抗がん剤　15, 30, 35, 39, 82, 126
　──, 口腔粘膜炎を起こしやすい　41
　── の催吐性リスク分類　32, 33
抗菌薬の投与　94
口腔アセスメントガイド　42, 61
口腔がん　118
口腔ケア　86, 103, 123

口腔内乾燥　9, 43
口腔内の清潔保持　103
口腔粘膜炎　9, 83, 86, 126
　── の疼痛マネジメント　44
　── を起こしやすい薬剤　40
口腔粘膜障害　9, 24, 40, 75
　──, 非感染性　40
　── による疼痛　24
　── のアセスメント　42
　── の発生メカニズム　40, 41
　── の予防　43
　── 発生時の食事の工夫
　　　　　　　　44, 45, 77, 79
甲状腺がん　118
向精神薬　127
喉頭がん　118
口内調味　55
抗不安薬　127
高齢のがん患者　10
声かけ　38, 99
誤嚥　10
　── 防止　104
　── を疑う症状　123
　── を予防する食べ方の工夫　122
誤嚥性肺炎　10, 123
個人対応指示書　114
骨髄抑制　83
コミュニケーション機能　3
頃合いの温度　67
根治的治療　9
献立全体の彩りのよさ　67

さ

細菌感染　40
座位姿勢　120
催吐性リスク　31, 33, 35
再発の防止, がんの　9
作業療法士　109
サポート体制　92

し

歯科医師　109
歯科衛生士　103, 109

時間帯で変わる食事の食べやすさ
　　　　　　　　　　　　　69
刺激に配慮した献立　68
刺激の少ない味付け　68
刺激の少ない温度　68
刺激の少ないにおい　68
嗜好性　66
支持療法　8, 95
自発性異常味覚　49
主観的包括的評価（SGA）　25
手術療法　8, 101
主婦役割　83, 90
腫瘍の拡大　24
腫瘍量　4, 12
消化管出血　10
消化管ステント　128
消化管穿孔　10
消化器がん　8
消化器症状　9
消化機能障害　24
照射範囲　101
照射部位　9
症状緩和　83
症状軽減, 摂食障害を防ぐための
　　　　　　　　　　　　　126
症状による食事の変化　137
症状マネジメント　83, 91, 95, 102
上部消化管切除術　24
情報収集, 入院患者の　108
情報収集ツール, 食事の工夫　88
情報の提供　135
静脈経腸栄養ガイドライン　27
食材の工夫, 悪心・嘔吐時の　36
食事　2, 134
　──, 食欲に影響を与える　63
　── が治療に与える影響　12
　── のもつ文化的要素　3
食事形態　120
食事指導　14
食事摂取量　25
　── の変化　48
食事の工夫　15
　──, 悪心・嘔吐時の
　　　　　16, 35, 36, 38, 76, 78, 79

―― ，口腔粘膜障害時の
　　　　　　　　　44, 45, 77, 79
―― ，誤嚥を予防する　122
―― ，食道炎発生時の　76
―― ，食欲低下時の　17, 78, 79
―― ，治療スケジュールにあわせた
　　　　　　　　　　　　138
―― ，味覚変化出現時の　53, 63
―― ，免疫力低下時の　18
―― ，有害反応発生時の　76
食生活習慣　12
食道炎　75
―― 発生時の食事の工夫　76
食道がん　8, 9, 10, 118
―― における放射線化学療法　74
食道穿孔　10
食の回復の実感　102
食欲　9
―― に影響を与える食事の特徴
　　　　　　　　　　　　63
食欲低下　7, 9, 15, 24, 83, 86, 127
―― 時の食事摂取時の工夫
　　　　　　　　　17, 78, 79
―― のアセスメント　25, 60
―― の原因　15, 24
身体症状，悪心・嘔吐への影響
　　　　　　　　　　　　33
身体的要因，食欲低下の　15
心理社会的ストレス　17
心理療法士　109

す・せ

炊事の分担　139
ストレス　18
精神的苦痛　127
精神的ケア　127
精神的要因，食欲低下の　15
生存期間の延長　83
生体防御機構　49
静的栄養指標　13
制吐薬　8, 30, 31
制吐薬治療ダイアグラム　31
制吐療法　15
摂食嚥下障害　80, 118
―― に対する看護師の役割　123

セルフケア支援　96
セルフケア指導　77
セルフマネジメント，悪心・嘔吐の
　　　　　　　　　　　　33
セルフマネジメント教育　14
セルフマネジメント能力　82
セルフモニタリング　14
選択食　97
前立腺がん　9

そ

早期満腹感　27
咀嚼嚥下障害　9
咀嚼しやすい食感　67
その人らしさを支える支援　92

た

退院後の生活　81
退院支援　77
代謝変化，がんの進行による　127
体重　12
―― 減少　15, 19
―― 測定　13
体タンパク　13
大腸がん　8
大脳皮質　31
体力維持　12
多職種による介入　19
脱毛　83
食べやすい食事　66, 86
食べられたよろこびの共有　137
食べるよろこびの低下　7, 9
段階的食事形態アップ　119
ダンピング症候群　130

ち

チームアプローチ　10, 109
遅発性悪心・嘔吐　15, 31, 75
中咽頭がん　104
中心静脈栄養（TPN）　6
調理師　109
調理の工夫　→食事の工夫を見よ
治療スケジュール　84
―― にあわせた食事の工夫　138
治療に伴う苦痛　101

治療による経口摂取への影響　5

つ・て

通院　9, 84
通過障害　103
低栄養　48
低覚醒型せん妄　10
デキサメタゾン　31

と

頭頸部がん　9, 10, 101
―― の栄養管理　103
頭頸部の放射線治療併用　40
疼痛，口腔粘膜障害による　24
疼痛緩和，放射線療法による　9
疼痛マネジメント，口腔粘膜炎の
　　　　　　　　　　　　44
動的栄養指標　13
突然の食後腹痛　10
トランスフェリン　13
とろみの粘度調整　124

な

内食　6
中食　6, 13
滑らかな食形態　67

に

ニーズの把握　96
においへの配慮　139
日常生活への影響　89
日常生活リズム　17
日誌，外来化学療法の　84
乳がん　8, 9, 82
入退院センターとの連携　114
尿中クレアチニン　13

ね・の

粘膜炎　102
粘膜障害　9
濃厚な味付け　66
濃厚流動食　37
脳腫瘍　118
飲み込みやすい食形態　68
飲み込みやすさ　55

は

肺がん　8-10
廃用に伴う嚥下機能低下　10
白血球減少時の対応　79
白血病　8, 94
発生時期，有害反応の　75
発生メカニズム
　——，悪心・嘔吐の　30
　——，化学療法に伴う味覚変化の　48
　——，口腔粘膜障害の　40
　——，放射線療法に伴う口腔粘膜障害の　41
　——，放射線療法に伴う味覚変化の　58
発熱性好中球減少症　94
パロノセトロン　31
反回神経麻痺　10
汎血球減少のコントロール向上　9

ひ

ピアサポーター　111
控えたい食品と料理，悪心・嘔吐時に　38
非感染性口腔粘膜障害　40
肥満度(BMI)　13
病院食の工夫　97
評価，悪心・嘔吐の　33
評価，栄養状態の　13
貧血　94

ふ

不安　7
不安軽減，家族に対する　134

フィジカルアセスメント　108
風味障害　50
風味豊かなにおい　66, 68
不快症状　26
副食量に配慮した献立　68
腹痛，食後突然の　10
腹部求心性迷走神経　30
腹部への照射　9
婦人科がん　8, 9
ブラッシング指導　103
フリーラジカル　40
プレアルブミン　13
プレッシャーの回避　136
分子標的薬　8

へ・ほ

便秘　9, 83
放射線化学療法　105
　——，食道がんにおける　74
放射線食道炎　80, 127
放射線療法　9, 35, 41, 101
　—— に伴う味覚変化　58
　—— による疼痛緩和　9
ポジショニング　10, 119

ま・み

満腹感　24
味覚嫌悪学習防止　26
味覚検査用試薬　58
味覚減退　50
味覚変化　7, 9, 24, 42, 48, 86, 126
　——，化学療法に伴う　48
　——，放射線療法に伴う　58
　—— 出現時の食事の工夫　53, 63

　—— のアセスメント　51
　—— の発生メカニズム　48, 58
ミキサー食　104
味細胞の障害　48

め・も

免疫力　5, 12, 17
　—— 低下　5
　—— 低下時の食事の工夫　18
問診　13, 108

や・ゆ

薬剤師　109
役割を他者に委ねること　89
有害反応　7, 24, 75, 102
　—— の発生時期　75
　—— 発生時の食事の工夫　76
輸血　95

よ

予期性(予測性)悪心・嘔吐　15, 31, 75
抑うつ　7, 24
予防，口腔粘膜障害の　43

り・れ

理学療法士　19, 109
リクライニング位　120
リハビリテーション　19, 123
リフィーディング症候群　130
流動食　104
リンパ節郭清　10
レシピ　70, 117